大脑恶性胶质瘤的治疗

The Treatment of Cerebral Malignant Glimas

薛洪利　主编

辽宁科学技术出版社
·沈阳·

主　编　薛洪利

编　委　刘文源　李　奕　周怀伟　郭占文

图书在版编目（CIP）数据

大脑恶性胶质瘤的治疗/薛洪利主编. —沈阳：辽宁科学技术出版社，2020.8

ISBN 978-7-5591-1566-9

Ⅰ.①大… Ⅱ.①薛… Ⅲ.①脑肿瘤–神经胶质瘤–治疗　Ⅳ.①R739.410.5

中国版本图书馆CIP数据核字（2020）第055678号

出版发行：辽宁科学技术出版社
　　　　　（地址：沈阳市和平区十一纬路25号　邮编：110003）
印　刷　者：辽宁鼎籍数码科技有限公司
经　销　者：各地新华书店
幅面尺寸：184 mm × 260 mm
印　　张：6.75
插　　页：2
字　　数：160千字
出版时间：2020年8月第1版
印刷时间：2020年8月第1次印刷
责任编辑：寿亚荷
封面设计：刘冰宇
责任校对：赵淑新

书　　号：ISBN 978-7-5591-1566-9
定　　价：50.00元

邮购热线：024-23284502
编辑电话：024-23284370
邮　　箱：1114102913@qq.com

作者简介

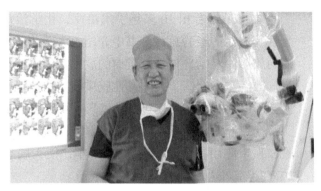

作者在丘脑下部胶质瘤成功切除后存照

薛洪利，男，山东蓬莱人。主任医师。多年来从事神经外科临床工作，共获得科技成果奖19项，其中作为第一作者获得省级科技进步二等奖3项。发表学术论文116篇，出版专著2部。曾担任全军和辽宁省神经外科学会常委和副主任委员。目前是中国非公立医疗机构协会神经外科学会委员，《中华临床医生杂志》《临床神经外科杂志》编委。荣立三等功4次，1982年被评为辽宁省先进工作者；2010年评为沈阳军区联勤部文职干部标兵；多次被评为全军优秀科技干部，并享受津贴；终生享受国务院政府特殊津贴。

内容简介

　　本书是作者积 30 多年手术治疗、化学治疗和放射治疗大脑恶性胶质瘤的经验总结。书中介绍了大脑胶质瘤概述、神经胶质瘤的放射诊断学、神经胶质瘤的放射治疗以及大脑胶质瘤的手术治疗等。重点介绍了大脑恶性胶质瘤的化疗，尤其是可逆性开放血脑屏障化疗胶质瘤，包括从罂粟碱可逆性开放血脑屏障的动物实验，到开放血脑屏障后注入甲氨蝶呤、卡氮芥、卡铂的临床试验和临床应用。此研究历时 30 余年，使大脑恶性胶质瘤患者的 20 年生存期达 10.4%。

　　本书适合于神经内、外科和其他科室医师、医学院学生阅读。因其具有一定的科普性、通俗性，也适合胶质瘤患者及家属阅读。本书能为大脑恶性胶质瘤患者的治疗提供帮助，尤其是为贫困患者提供帮助，为健康中国助力，是作者的唯一希望。

　　书中有不当之处，请读者批评、指正。

薛洪利

于沈阳东北国际医院

2019 年 11 月 16 日

目录

第一章 大脑胶质瘤概述

胶质瘤是颅内发病率最高的肿瘤，约占所有颅内肿瘤的 50%。目前，一般把胶质瘤分为低级别和高级别两种，低级别主要是指一级、二级胶质瘤；高级别是指三级、四级胶质瘤。

一、胶质瘤具有恶性肿瘤的特点

（1）为脑内肿瘤，可生长在脑内任何部位。

（2）浸润生长，有的可达到对面半球。

（3）理论上不能完全切除。

（4）术后易复发。Hoshno（1979）发现，即使手术和放疗杀灭了 99.9% 的胶质瘤细胞，残余肿瘤也可以在 78 天后恢复到原有肿瘤大小。90% 以上的胶质瘤具有原位复发的特点。一般认为胶质母细胞瘤如仅行手术治疗只能生存 14 周。即使经过治疗，一般平均生存期不超过 1 年；间变性胶质瘤平均生存期一般不超过 2 年，5 年生存率不超过 10%，很少见到 10 年或者 20 年生存率的报告。

胶质瘤的诊断一般比较容易做出。其肿瘤的部位决定其临床表现。病程一般较长，数月、数年（甚至超过 10 年）不等。

大脑胶质瘤的部位不同，其临床症状、体征就不同，以脑各个部位星形细胞瘤为例：

大脑半球星形细胞瘤：约 60% 患者以癫痫发作为主要或首发症状，还有颅内压增高症状、局部压迫症状和精神症状。

丘脑星形细胞瘤：会出现丘脑性"三偏"症状、患侧肢体共济失调、精神症状及癫痫发作等。肿瘤增大或压迫第三脑室可引起脑积水致颅内压增高症状。如肿瘤侵及颅后窝，可引起中脑、脑桥症状，如瞳孔不等大、眼球上视障碍、听力障碍或耳鸣等。

小脑星形细胞瘤：较小肿瘤可无症状，肿瘤增大可致患侧肢体共济运动失调，并有眼球震颤、肌张力降低、走路及站立不稳，可有构音障碍及爆发性语言。颅内压继续增高，除头痛、呕吐、视乳头水肿外，也常有颈部抵抗及强迫头位，晚期可出现强直性发作，去大脑强直。

脑干星形细胞瘤：早期出现患侧多颅神经麻痹，如在中脑可有动眼、滑车神经麻痹，在脑桥可有外展、面神经麻痹，在延髓可有末组颅神经麻痹。对侧肢体出现运动及感觉障碍，称为"交叉症状"。

二、影像学检查

CT：为低密度、等密度和混合密度不等，增强的程度也不一样，有不增强、不均匀增强和明显增强。

MRI：一般 T_1 呈低信号、等信号，T_2 呈高信号。MRI 可显示肿瘤浸润脑组织的程度。增强后其增强程度也不一致，有不增强、不均匀增强和明显增强。

目前对胶质瘤的治疗，仍然是以手术、化疗和放射治疗为主，还可以辅以免疫、基因、干细胞、温热和中药等治疗。对于胶质瘤手术，目前公认的是肿瘤切除得越彻底越好，患者生存时间就越长。放射治疗所采用的辐射剂量，以 65Gy 比较有效。胶质瘤，尤其是恶性胶质瘤的治疗方法虽然较多，但治疗效果不尽人意，仍然是神经外科有待攻克的重要课题之一。

胶质瘤手术，除了传统开颅手术治疗外，近些年我们根据不同的患者，采用了锁孔手术切除胶质瘤，也取得了较好的效果。作者在 2004 年较早报道脑内肿瘤采用导航指引、锁口开颅切除肿瘤，由于颅骨窗小限制了对脑组织的牵拉损伤，避免了常规开颅可能的去骨瓣减压。当时由于例数尚少，其效果有待继续观察。经过多年的临床应用，锁孔手术切除脑内肿瘤已经是一种安全、有效、经济的治疗方法。

手术导航的应用，有利于手术定位，尤其对于较小的肿瘤；由于脑脊液流出或者肿瘤切除使脑组织移位，导航对于肿瘤的边界确定意义不大，确定肿瘤是否切除彻底，主要是看切除时是否到达正常脑组织。

化疗的方法比较多，有经口服化疗药物，经静脉注射化疗药物和经动脉注射化疗药物。不管是动物实验还是临床应用，都证明：动脉注射药物化疗优于其他各种化疗方法。

动脉化疗的方法有：经颈内动脉插管注药化疗、经颈动脉插管行超选择化疗和经颈动脉穿刺注药化疗。

动脉化疗是否开放血脑屏障，学术界意见不一致。通过我们自己的动物实验、临床试验和临床应用来看，开放血脑屏障化疗优于其他所有的化疗方法。

自 1988 年 9 月，我们对 96 例大脑恶性胶质瘤患者采用经颈动脉穿刺注射罂粟碱开放血脑屏障（BBB）、化学治疗恶性胶质瘤的方法进行治疗，并进行连续 23 年的追踪、随访观察，获得了 20 年生存率 10.4% 的国内、外较好治疗水平。为大脑恶性胶质瘤的治疗开创了一条中国人自己的道路，是神经外科领域由中国人自己创造的化学治疗方法。

（沈阳东北国际医院　薛洪利）

第二章　神经胶质瘤的放射诊断学概述

第一节　放射诊断学简述

1895 年德国物理学家伦琴发现了 X 线，不久被用于人体的疾病检查，并由此形成放射诊断学。20 世纪 70 年代和 80 年代，逐渐形成了包括常规 X 线、超声、X 线计算机体层成像（X-ray CT、CT）和磁共振成像（MRI）、正电子发射体层显像（PET）诊断在内的医学影像诊断学。虽然各种成像技术的成像原理、方法不同，诊断价值与限度各异，但都是使人体内部结构与器官成像，借以了解人体解剖与生理功能状况及病理变化，从而达到诊断疾病的目的。近 30 年来，CT、MR 设备在不断地改进和完善，检查技术和方法也在不断创新，已从单一依靠形态变化进行诊断发展成为集形态、功能和代谢改变为一体的综合诊断体系，特别是在神经系统疾病的诊断和预后评估方面起着非常重要的作用。

影像诊断的主要依据是图像。不同成像技术的成像原理并不相同，其图像所反映的组织结构、代表意义也不相同。CT 的成像技术是依据组织间的密度差异，黑白灰度所反映的是对 X 线吸收值的不同；而 MR 的成像基础是依据组织间的弛豫时间差异，黑白灰所反映的是代表弛豫时间长短的信号强度。因此在进行诊断时，须在了解不同成像技术的成像原理基础上，熟悉它们各自的图像特点及临床应用，并根据图像表现推测代表的组织类型和病理变化，进而判断出可能存在的病症及其性质。

一、CT 检查

CT 检查包括 CT 的基本结构、成像原理、图像的特点、影响因素、扫描方式及对比剂。

1. CT 的基本结构

CT 的主要结构包括两大部分：X 线体层扫描装置和计算机系统。前者主要由产生 X 线束的发生器和球管，以及接收和检测 X 线的探测器组成；后者主要包括数据采集系统、中央处理系统、磁带机、操作台等。此外，CT 机还应包括图像显示器、多幅照相机等辅助设备。

2. CT 的成像原理

（1）CT 成像的基本原理：人体各种组织对 X 线的吸收不等。X 线管和探测器作为一个整体，分别位于人体两侧相对位置，进行切片式横断扫描。由探测器捕获的经过人体后的微弱信息，经过数据采集系统的处理变为数字信号，供给计算机处理。将人体每一个单位（容积素）的线性吸收系数计算出来，进而重建成 CT 图像，再以视频信号形式送到监视器，成为可见像。

（2）基本概念：

1）CT值：在实际工作中，CT密度的量化标准用CT值表示，单位为HU，代表不同组织对X线的吸收系数。人体组织的CT值最高的为骨，CT值为+1000HU，最低为气体，CT值为-1000HU，因此，人体中密度不同的组织CT值就居于-1000～+1000HU的2000个分度之间。人体软组织的CT值范围小，为20～50HU之间，且与水的CT值0HU近似。由于CT具有高密度分辨力，仍可将密度差别小的软组织分辨出来，如脑灰质、白质。

2）窗宽和窗位：窗宽是CT图像上显示的CT值范围，在此CT值范围内的组织和病变均以不同的模拟灰度显示。而CT值高于此范围的组织和病变，无论高出的程度有多少，均以白影显示，不再有灰度差异；反之，低于此范围的组织结构，不论低的程度有多少，均以黑影显示，也无灰度差别。窗位是窗的中心位置，同样的窗宽，由于窗位不同，其所包括CT值范围的CT值也有差异。观察某一组织结构及发生的病变，应以该组织的CT值为窗位。

3）螺旋CT的特点：螺旋CT是三维扫描（即体积扫描），因此采样数据多、范围大，可做多种重建；扫描速度快；提高了定位、定性和肿瘤分期诊断能力。

4）多层CT的特点：多层CT是近来出现的新技术，每次360°扫描可获得多个层面图像。它有如下特点：①宽探测器技术，探测器的排数增加。②锥形线束，扫描时不用螺旋CT的扇形线束，而是用可调节宽度的锥形线束。③采集的层厚不是直接由X线束的宽度决定，而是由各列被激发的探测器采集的不同组合决定。目前最薄层厚为0.5mm，一般层厚为0.5～10mm。

3. CT图像的特点

（1）可获得人体某一层面的多角度投影。

（2）能分辨人体组织吸收差很小的变化，有很高的密度分辨率。

（3）吸收系数数字化处理后，可存贮、转录，不仅能观察到形态变化，也能提供质变的数据资料。

（4）CT扫描剂量与所得到的信息量相比是很小的。

（5）安全、简便，检查中无须特殊准备和处理，对治疗追踪观察也很方便。

4. CT图像的影响因素

CT图像影响因素众多，包括部分容积效应、空间分辨力、密度分辨力、相机条件设定和胶片处理等。

（1）部分容积效应：在同一扫描层面内，含有两种以上不同密度，横向走行而又互相重叠的物质时，则所测得的CT值不能如实反映其中任何一种物质的CT值，这种现象称为部分容积效应。在诊断中，由于部分容积效应的存在，致使小于层面厚度的病变虽可显示，但所测得的CT值并不真实反映该病变组织的CT值。所以当CT图像中病变组织直径小于层厚时，要及时改变层厚，使其小于病变的直径再行扫描，以获得更为正确的组织密度。如果当层厚大于视神经时，虽然图像上能显示视神经，但此时测得的视神经的CT值因实际是视神经和部分眶内脂肪CT值的平均值而低于真正的视神经CT值。

（2）空间分辨力：空间分辨力就是图像对物体空间大小（即几何尺寸）的分辨能力。矩阵是影响空间分辨力的重要因素，矩阵越大，像素就越小，空间分辨力就越高。

但是视野（FOV）的大小同样通过影响像素的大小，影响空间分辨力。同样的矩阵，视野越大，像素尺寸就越大，反之，则像素尺寸越小。

（3）密度分辨力：密度分辨力是指在低密度对比情况下（吸收系数相差为0.35%，即CT值相差3.5HU时）所能区分最小物体的直径，即图像对组织密度差别的分辨能力。通常用百分比来表示，如某CT机的密度分辨力为0.5%，即说明当两种组织的密度差大于0.5%的时候，CT图像可将它们分辨出来。

（4）伪影：伪影是指原本被扫描物体中并不存在而图像上却出现的各种形态的影像。

1）运动伪影，包括扫描过程中患者身体移动，患者未能屏息导致的胸腔或腹腔运动所致的伪影，可通过对患者的训练来控制；心脏搏动和胃肠蠕动这些不自主的运动所造成的伪影，缩短扫描时间是行之有效的消除方法。

2）由于患者体内不规则的高密度结构和异物所致的伪影，如两侧岩骨间的横行伪影、金属异物（假牙、银夹等）的放射状伪影等。

3）与CT机器性能和状态有关的伪影，如档次较低的CT会因采样数据不够多或探测器排列不够紧密，在相邻两种组织密度差别较大的时候出现条纹或放射状伪影。由机器故障而导致的伪影是比较容易辨认的。

5. CT的扫描方式

当今，为能更好地显示正常人体组织与病变，常根据诊断需要选择不同扫描方式，进行对比突出病变。扫描方式分为：平扫、对比扫描，对比增强扫描。

平扫：是指不用对比增强或对比的普通扫描，一般都是先做平扫。

对比扫描：是先做器官或结构的造影，然后再行扫描的方法。例如向脑池内注入碘曲仑8~10mL或注入空气4~6mL行脑池对比再行扫描，称之为脑池对比CT扫描，可清楚显示脑池及其中的小肿瘤。

对比增强扫描：是经静脉注入水溶性有机碘剂，如60%~76%泛影葡胺60mL后再行扫描的方法。血内碘浓度增高后，器官与病变内碘的浓度可产生差别，形成密度差，可能使病变显影更为清楚。

6. CT对比剂的种类与结构

神经系统CT增强检查所采用的对比剂主要是经血管注入，属于高密度水溶性含碘对比剂。①按在溶液中是否分解为离子，分为离子型对比剂和非离子型对比剂。②按分子结构分为单体型对比剂和二聚体型对比剂。③按渗透压分为高渗对比剂、低渗对比剂和等渗对比剂。CT对比剂的增强效果主要与含碘量有关，而毒副反应又与渗透性及是否含有电荷有关。临床应综合考虑碘浓度、渗透性、黏稠度，是否含有电荷以及价格因素合理选择用药。

二、磁共振检查

磁共振（nuclear magnetic resonance，MR）于1946年分别由美国斯坦福大学Bloch和哈佛大学Purcell同时发现，两人由此获得了1952年诺贝尔物理学奖。

20世纪70年代，NMR技术才与医学诊断联系起来。自20世纪80年代初NMR成像用于临床以来，为了与放射性核素检查相区别，改称为磁共振成像（magnetic resonance imaging，MRI），时至今日，MRI 的临床应用日益广泛，在各系统疾病的诊断中发挥越来越重要的作用。

（一）磁共振设备的基本结构

磁共振成像设备主要由五大部分构成，即磁体系统、梯度系统、射频系统、谱仪系统和计算机图像处理系统。

1. 磁体系统

主磁体是 MRI 仪最基本的构件，是产生磁场的装置。磁场强度越高，所获取的信号越强。根据磁场产生的方式可将主磁体分为永磁型和电磁型。目前绝大多数低场强开放式 MRI 仪都采用永磁型主磁体。电磁型主磁体是利用导线绕成线圈通电后产生的磁场。主磁体最重要的技术指标包括磁场强度、磁场均匀度及主磁体的长度等。

2. 梯度系统

梯度系统用于扫描层面的空间定位，梯度线圈形成微弱的梯度磁场与主磁场重叠，这样就可以根据磁场的梯度差别明确层面的位置。

3. 射频系统

射频系统是用来发射射频脉冲，使质子吸收能量并产生共振，在弛豫过程中产生 MR 信号并进行接收的一种装置。射频系统实际由发射与接收两部分组成，其部件包括发射器、功率放大器、发射线圈、接收线圈及低噪声信号放大器等。

4. 谱仪系统

谱仪系统包括梯度场、射频场的发生和控制，MR 信号接收和控制等部分。它所采集的信号，通过适当接口传送给计算机处理。

5. 计算机系统

计算机系统具有控制 MRI 仪的脉冲激发、信号采集、数据运算和图像显示等功能。

（二）磁共振成像的基本原理

1. 简述磁共振成像的基本原理

MRI 是一种生物磁自旋成像技术，它与传统的 X 线技术、CT、超声等完全不同，是利用原子核自旋运动的特点，使用磁场标定人体层面的位置，再用无线电波（射频脉冲）进行序列照射，激发原子核产生磁共振现象。在停止无线电波射频信号后，被激发的原子核自动恢复到静态场的平衡状态，而把所吸收的能量释放出来。这个能量信号可用探测器探测，输入到计算机，对所得的大量信号进行空间编码，以确定所测核的空间分布，再用转换器重建图像。

2. 磁共振成像的特点

（1）多参数成像，可提供丰富的诊断信息。

（2）高对比成像，可得出详尽的解剖图谱。

（3）任意方位断面成像，可以从三维空间上观察人体。

（4）不用造影剂进行血管成像，可观察心脏和血管结构。

（5）人体能量代谢研究，有可能直接观察细胞活动的生化蓝图。

（6）无电离辐射的安全检查，一定条件下可进行介入 MR 治疗。

（7）无气体和骨骼伪影的干扰，后颅凹等病变清晰可见。

3.磁共振检查的禁忌证

少数患者存在磁共振检查的禁忌证：

（1）装有心脏起搏器的患者。

（2）手术后动脉瘤夹存留的患者。

（3）体内存有铁磁性异物的患者。

（4）换有人工金属心脏瓣膜的患者。

（5）装有金属假肢和金属关节的患者。

（6）体内置有胰岛素泵或神经刺激器者。

（7）妊娠不足 3 个月者。

（三）磁共振成像在神经系统的常规成像技术和新技术

1.MRI 脂肪抑制技术

脂肪抑制是 MRI 检查中非常重要的技术，能区别是否为脂肪组织或其他组织，提高含脂肪较多部位的肿瘤显示机会。通过抑制脂肪组织信号，增加了图像的组织对比度，有利于改善增强扫描的效果。减少运动伪影、化学位移伪影和其他相关伪影的干扰。

2.化学位移成像技术

MRI 成像中利用和体现化学位移效应的成像方法称为化学位移成像。它是建立在对常规成像序列进行修正的基础上，修正的目的在于实现水信号和脂肪信号的分离，补偿磁场的非均匀性引起的谱线位置偏移，将化学位移信息与空间编码信息分开。

3.MRI 水成像技术

磁共振水成像是一种安全、无须对比剂、无创伤的影像学检查手段。它是根据人体器官内液体具有长 T_2 弛豫的特性，利用重 T_2 加权技术使实质器官及流动血液呈低信号，而相对静止的液体表现出明显高信号，通过后处理技术获得类似于各种 X 线造影的液体 MRI 影像。MRI 脊髓成像效果与脊髓碘造影相仿，与 MRI 联合应用已经基本取代了 X 线脊髓造影。主要适应证包括椎管内肿瘤、椎管畸形等。

4.磁共振血管成像技术

磁共振血管成像（magnetic resonance angiography，MRA）是对血管和血流信号特征显示的一种技术。MRA 不但是对血管解剖腔的简单描绘，而且还可以反映血流方式和速度的血管功能方面的信息。该技术在神经系统的应用主要用于头颈部动脉狭窄或闭塞、动脉瘤、血管畸形等病变的检查。

磁共振血管成像的主要缺点：

（1）空间分辨率仍比常规血管造影差，不能准确地显示小血管分支。

（2）成像具有一定的场强依赖性，高场强机器效果好。

（3）成像结果较大程度上受操作技术和伪影的影响。

（4）钙化不但在 MRA 上无信号，还可影响局部磁场的均匀性，形成血管变细的假象。

5.磁共振波谱分析

磁共振成像是根据磁共振信号的空间位置作成的分布图，而磁共振波谱（MR spectroscopy，MRS）是将一个空间内许多信号分别用不同的峰值曲线显示而成。它是无创伤、无射线辐射伤害，进行活体组织化学物质检测的唯一方法，可提供组织的代谢信息。由于很多疾病的代谢改变早于形态学异常，因此 MRS 检查有助于疾病的早期诊断，但其临床应用还处于研究和探索阶段。

MRS 在神经系统的主要临床应用如下：

（1）脑肿瘤的诊断和鉴别诊断。

（2）代谢性疾病的脑改变。

（3）脑肿瘤治疗后复发与肉芽肿的鉴别。

（4）脑缺血疾病的诊断和鉴别诊断。

目前，MRS 对于脑肿瘤的鉴别有着重要的作用，正常脑的 MRS 所显示的最高波峰为 N- 乙酰天门冬氨酸（NAA），并常显示相对较低的胆碱（Cho）和肌酸（Cr）峰，有时还能显示 MI 峰等。脑肿瘤常有 Cho 升高和 NAA 降低，恶性肿瘤的 Cho／NAA 降低。脑梗死中央区 NAA 峰完全消失，而其边缘仍存在一定的 NAA，Cr 和 Cho 也减少。梗死区内、外常出现 Lac 峰。

6.弥散加权成像

弥散加权成像（diffusion weighted magnetic resonance imaging，DWI）是在活体上进行水分子扩散测量与成像的方法。在传统脉冲序列的相位重聚脉冲（180°脉冲）前后各加一个强度相等、方向相同的所谓弥散敏感脉冲，弥散程度高的水分子由于能运动而呈低信号（黑），弥散程度低的水分子由于不能运动而呈高信号（白）。所加弥散脉冲的强度越大，弥散现象越明显，这样以突出弥散效应为主要目的的 MRI 脉冲序列，称为弥散加权磁共振成像。目前，弥散成像多用于脑缺血、脑梗死、特别是急性脑梗死的早期诊断。

7.磁共振灌注加权成像

磁共振灌注加权成像（perffusion weighted magnetic resonance imaging，PWI）是功能 MR 成像的一部分，是研究活体局部脑组织微循环血流信息的一种成像方法。采用快速静脉注射顺磁性对比剂，用平面回波技术进行快速成像。根据随时间变化的信号下降 - 恢复规律，得到信号 - 时间曲线。曲线下面的面积与脑组织血容量呈正相关，利用定量计算得到各个体素的血流动力学参数，按一定灰阶比例再次成像，得到 CBV（局部脑血容量像）、CBF（局部脑血流量像）和 MTT 图（平均通过时间像）。这 3 个参数可以准确、有效地反映局部脑组织的脑血流灌注情况。

8.磁共振伪影

（1）化学位移伪影：是指由化学位移现象导致的图像伪影。可以通过改变频率编码方向，施加脂肪抑制技术，增加频率编码的带宽来解决。

（2）磁化率伪影及金属伪影：表现为局部信号明显减弱或增强，常同时伴有组织变形。可以通过匀场强缩短 TE，应用自旋回波取代梯度回波或平面回波序列，增加频率编码的梯度磁场强度，增加图像矩阵以及去除体内或体表的金属异物等来解决。

（3）运动伪影：指由被检查者宏观运动引起的伪影，如肢体运动、吞咽、心跳、胃肠道蠕动等所引起。可以采取尽量缩短扫描时间，加预饱和带，呼吸补偿技术、心电门控技术等加以避免。

（4）截断伪影：容易出现在两种信号强度差别很大的组织之间，表现为多条同中心的弧线状低信号。主要是通过提高图像的空间分辨力，同时增加采集时间来解决。

（5）部分容积效应：与 CT 图像一样，MRI 同样存在部分容积效应的问题，减薄层厚为其主要的解决方法。

（四）磁共振对比剂

MRI 具有很高的分辨率。但在平扫时，正常组织与病变组织的弛豫时间存在重叠现象影响了 MRI 的敏感性和特异性。使用对比剂的目的，在于提高 MR 的敏感度和特异度。

临床上应用的 MRI 对比剂，应具有以下特征：

（1）能够改变 T_1 和 T_2 弛豫时间。

（2）化学结构稳定。

（3）无明显毒副作用。

（4）价格低廉。

目前临床上最为常用的 MRI 对比剂是钆喷替酸葡甲胺（Gd-DTPA），为离子型非特异性细胞外液对比剂。Gd-DTPA 不具有组织特异性，可用于全身 MR 增强扫描。其常规剂量为每千克体重 0.1mmol，FDA 最大允许剂量为每千克体重 0.3mmol。

Gd-DTPA 在神经系统的主要临床应用如下：①脑和脊髓病变，Gd-DTPA 不能透过完整血脑屏障，一旦脑组织强化，即提示脑内发生病理改变（如肿瘤、炎症、梗死等），血脑屏障已遭破坏，增强扫描有助于发现病变并有助于鉴别诊断。②垂体腺瘤或微腺瘤检查。③脑灌注加权成像，主要用于急性脑缺血或肿瘤等。

Gd-DTPA 的不良反应很小，多表现为头晕、一过性头痛、恶心呕吐、皮疹等。严重不良反应的发生率极低，为 1/100 万 ~2/100 万，可表现为呼吸困难、血压降低、支气管哮喘、肺水肿、休克、喉头水肿，甚至死亡。出现严重反应者多原有呼吸系统疾病或过敏史。

三、CT 与 MR 对神经系统疾病诊断的临床应用

不同的检查技术对不同性质的疾病的诊断作用不同，在神经系统疾病的诊断上，CT 应作为首选和常规的方法。CT 检查所能检出的诊断的病种包括各种先天性发育异常、炎性疾病、代谢异常、外伤性改变、退行性和变性性疾病及良、恶性肿瘤。近年来，随着 CT 设备不断改进、完善，螺旋 CT 和多层 CT 的应用，以及多种后处理软件的开发，使 CT 的应用领域不断扩大。CT 三维成像（3D-CT），使病灶的三维形态得以清晰显示，在病灶与周围血管关系及周围组织受侵范围的检测方面，均实现了突破性进展。CTA 可以获得类似血管造影的影像，成像速度快，受运动伪影干扰小，能分辨血管壁上的钙斑，基本无创，对比剂用量小，安全。由于 CT 检查技术的不断创新，使得 CT 的诊断信息除了来源于病灶形态学表现外，还增添了功能性表现，这为获得准确诊断提供了新的依据。

CT 灌注成像即一种功能成像，其可反映组织器官和病灶的血流灌注改变，而有利于病变的定性诊断。

MRI 具有多平面、多方位、无损伤成像等特点，较 CT 提供更多的疾病信息，尤其对后颅窝和椎管内病变的显示更有优势。MRI 比 CT 最占优势之处为它的信号取决于组织的理化特性，因而对诊断某些疾病特别敏感，尤其是脱髓鞘疾病及退行性病变。MRI 弥散成像、灌注成像、波谱分析等功能成像技术，对中枢神经系统疾病的诊断起到了重要的作用。

尽管 MRI 有许多优越之处，但对于大多数颅内病变来说首先还应进行 CT 检查。首先因为 CT 价格便宜而检查速度快，在许多疾病中 CT 获得的信息等于或者多于 MRI。其次，在诊断疾病方面 CT 也被证实其特征及长处，其局限性也已经明确。第三，在检查组织内小钙化灶方面 CT 等于或优于 MRI。第四，CT 显示骨皮质比较好，因而在诊断外伤方面优于 MRI。第五，MRI 不能显示急性蛛网膜下腔出血，因而在大多数急症检查方面 CT 优于 MRI。

因此，应用 CT 和 MRI 检查各系统疾病时，应明确其应用价值、对不同疾病检查的适应证以及限度，只有这样才能充分发挥 CT 和 MRI 检查优势，减少和避免不必要和无诊断价值的检查。

第二节　大脑胶质瘤的 CT、MRI 诊断

一、颅脑 CT 的正常表现

在 CT 平扫图像上，脑灰质的密度高于脑白质密度，灰质的 CT 值为 32~40HU，白质的 CT 值为 28~32HU，明显高于脑脊液，易于分辨。颅骨内外板及其他致密骨密度最高，未钙化的硬脑膜、动脉、静脉及肌肉与脑灰质相近。在脑室系统、脑池、脑沟、脑裂内均含有脑脊液，呈低密度区，CT 值为 0~20HU。乳突小房及含气的鼻旁窦腔的密度最低。正常的脑组织在对比增强检查后，由于血中含碘量增加，脑灰质、脑白质、硬脑膜和肌肉等组织均有不同程度的强化，蛛网膜正常时不强化，侧脑室内的脉络丛强化后呈不规则的带状致密影，松果体和垂体因无血脑屏障常发生明显强化，脑血管强化最为明显，呈高密度影。

二、颅脑 MRI 的正常表现

MRI 的 T_1WI 图像，灰质信号比白质低；T_2WI 图像，灰质信号高于白质。脑白质和灰质对比度极佳，中枢神经系统的解剖结构得以非常清晰地显示。由于 MRI 图像清晰而且无骨伪影干扰，是后颅窝区神经系统疾病最理想的检查方法。脑室、脑池、脑沟内含有大量的脑脊液，其主要成分为水，呈长 T_1、长 T_2 信号，即在 T_1WI 上为低信号，在 T_2WI 上为高信号。由于脑脊液这种信号特点，因而可清晰地显示出各脑室、脑池及脑沟、脑裂的位置、形态、大小、内部结构以及与周围组织的关系。动脉因其血流迅速造成流空影像，显示为无信号区，静脉血流速度慢而呈高信号。头皮和皮下组织含有大量脂肪，在 T_1WI、T_2WI 均呈高信号。颅骨、硬脑膜、乳突小房、鼻窦腔等结构几乎不含质子，呈无信号或低信号。

三、胶质瘤的 CT 和 MRI 诊断

（一）星形细胞瘤

星形细胞瘤（astrocytoma）为常见的神经上皮性肿瘤，占颅内肿瘤的 13% ~ 26%，占神经上皮源性肿瘤的 40%。男性多于女性，高峰年龄 31 ~ 40 岁，多见于青壮年。肿瘤发生部位以幕上多见。

影像学表现（图 2-1）：

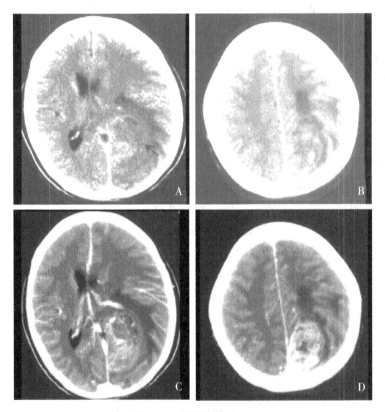

图 2-1　星形细胞瘤 CT

A、B. CT 平扫、左顶叶混杂密度肿块，侧脑室明显受压，中线向右移位。
C、D. 增强扫描，肿块明显不均匀强化。

CT：Ⅰ级、Ⅱ级星形细胞瘤大多表现为脑内均匀的低密度病灶，类似水肿，CT 值为 18 ~ 24HU；少数为混合密度病灶，约 1/4 的病例有钙化；肿瘤边界大多数不清楚，少数清楚，90% 瘤周不出现水肿，少数有轻度或者中度水肿。

增强扫描，Ⅰ级星形细胞瘤大多数无明显强化，肿瘤的 CT 值仅增加 2 ~ 3HU；少数表现为囊壁和囊内间隔的轻微强化。

Ⅱ级星形细胞瘤可表现为连续或者断续的环形强化，少数还可以有肿瘤的壁结节甚至花环状强化。Ⅱ级星形细胞瘤是一种良性的交界性肿瘤，因此，既可以表现为Ⅰ级星形细胞瘤的特征，也可以表现为Ⅲ级、Ⅳ级星形细胞瘤的特征。有时可以发现靠近肿瘤

附近脑凸面的正常脑皮质有对比剂摄入，这种现象有时被误认为是肿瘤本身的强化。

Ⅲ级、Ⅳ级星形细胞瘤 CT 密度很不均匀，常为两种甚至三种密度共存，其中以低密度或者等密度为主的混合密度的病例最多。Ⅲ级、Ⅳ级星形细胞瘤 91.7% 有脑水肿。其中Ⅰ级、Ⅱ级、Ⅲ级水肿分别为 24.5%、57.7% 和 17.8%。肿瘤的大小和水肿没有必然的联系，较小的肿瘤产生的水肿可以蔓延整个半球，而一个较大的肿瘤却可以显示很轻的水肿。

增强扫描，几乎所有的Ⅲ级、Ⅳ级星形细胞瘤均有强化，其密度平均增加 (12.6 ± 5.8) HU。CT 值最高在注射对比剂后 10 分钟内出现，维持 1 小时后逐渐下降。注射对比剂后，肿瘤可以呈不规则的环形或花环状结构；在环壁上还可见强化不一的或大或小的瘤结节，且肿瘤形态可能各异。

MRI（图 2-2）：幕上Ⅰ级、Ⅱ级星形细胞瘤大多数为实体型，位于皮髓质交界处，局部脑沟变平。该肿瘤 T_1 和 T_2 弛豫时间延长，以 T_2 明显。因此肿瘤在 T_1WI 为略低信号，T_2WI 为明显高信号。边界较清楚，90% 瘤周不出现水肿，占位效应不明显，少数有轻度或者中度水肿。钙化在 T_1WI、T_2WI 上均为低信号，MRI 显示钙化不如 CT。有时可在肿瘤区看到粗短的条状低信号多为肿瘤血管。

增强扫描，恶性度低的肿瘤多无明显强化，恶性程度高的肿瘤多有强化。

幕上Ⅲ级、Ⅳ级星形细胞瘤属于恶性肿瘤，其 MRI 表现：T_1、T_2 值比Ⅰ级、Ⅱ级星形细胞瘤延长更明显，瘤体边界不规则，周围水肿明显，占位效应显著，并常伴有坏死囊变，肿瘤出血多见，常可见到肿瘤内含铁血黄素沉积。

星形细胞瘤由异常增生的星形细胞组成，而正常神经元受到侵犯，从而造成主要存在于神经元中的 N- 乙酰天门冬氨酸（NAA）含量下降，^{1}H-MRS 显示 NAA 峰显著下降，并表现代表能量代谢改变的肌酸（Cr）峰下降及代表细胞膜合成增加、细胞增殖的胆碱（Cho）峰明显升高。

（二）少突胶质细胞瘤

少突胶质细胞瘤（oligodendroglioma）来源于少突胶质细胞，发病占颅内肿瘤的 1.3% ~ 4.4%，占胶质瘤的 5% ~ 10%，为颅内易发生钙化的脑肿瘤之一。男性多于女性，好发年龄为 30 ~ 50 岁，高峰年龄 30 ~ 40 岁。

影像学表现（图 2-3）：

CT：钙化是少突胶质细胞瘤的特点，约 70% 的病例有钙化。钙化可呈局限点片状、弯曲条索状、不规则团块状、皮层脑回状；少突胶质细胞瘤多呈类圆形，边界不清楚。可为混杂密度（55.7%）、低密度（25.9%）、高密度和等密度。肿瘤周边水肿占 37.9%，多为轻度水肿。

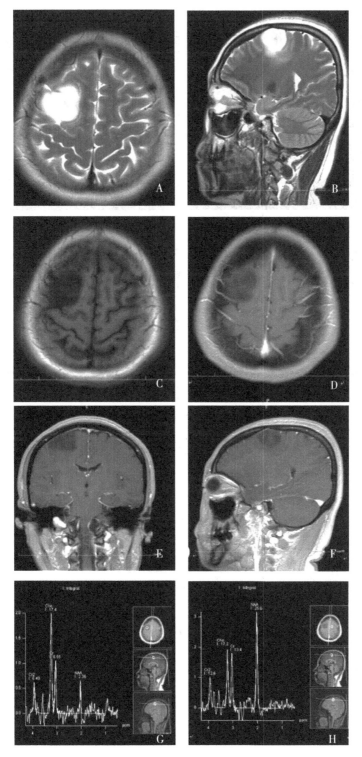

图 2-2　星形细胞瘤 MRI

A. MRI 横轴位 T_2WI。B. MRI 冠状位 T_2WI。C. MRI 横轴位 T_1WI；T_1WI
肿块呈低信号，T_2WI 呈高信号。D、E、F.增强扫描，肿块未见明显强
化。G、H.病变区 Cho 峰（胆碱）降低，NAA 峰（乙酰天门冬氨酸）
明显升高。

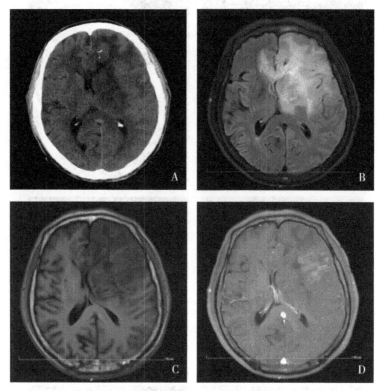

图 2-3　少突胶质细胞瘤 CT、MRI

A. CT 平扫、左侧基底节区大片状低密度，边界模糊，侧脑室受压明显，中线右偏。B、C. MRI 横轴位、T_1WI 呈信号，Flair 序列呈高信号。D. 增强扫描病变轻度强化。

增强扫描，低级少突胶质细胞无对比增强，而间变性少突胶质细胞瘤（Ⅲ级）的非钙化肿瘤实质部分，常有密度显著增加，多数为均匀增强，少数为环形强化。间变性少突胶质细胞瘤钙化少，常见为等密度和低密度并存；70% ~ 80% 出现瘤周水肿；肿瘤囊变出现率随恶性程度增加而增加。肿瘤可以有出血，可能与钙化的毛细血管脆性增加有关。

MRI：少突胶质细胞瘤在 MRI 图像上表现为长 T_1、长 T_2 信号，约 70% 的病例可见钙化，表现为 T_1WI、T_2WI 图像上肿瘤内部不规则低信号。大多数肿瘤边界清楚，水肿轻微。Gd-DTPA 增强后，瘤体呈斑片状、不均匀轻度强化或不强化，恶变者水肿及强化明显。

（三）室管膜瘤

室管膜瘤（ependymoma）起源于室管膜或室管膜残余成分的肿瘤，因此，脑室或脑实质内都可发生。占颅内肿瘤的 5.19%，占神经上皮源性肿瘤的 12.2%。室管膜瘤是儿童常见的脑肿瘤，儿童的发病率是成人的 4 ~ 6 倍。儿童好发于第四脑室，成人好发于侧脑室或脑实质内。

影像学表现（图 2-4）：

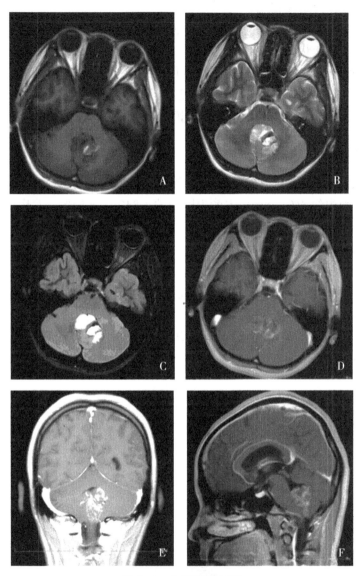

图 2-4　室管膜瘤 MRI

A、B、C.第四脑室占位性病变，T_1WI 呈高、低混杂信号，T_2WI 呈不均匀高信号，局部见低信号。D、E、F.增强扫描病变明显不均匀强化。

CT：肿瘤多位于脑室系统内，以第四脑室为多。平扫肿瘤为等密度或稍高密度，其内可有散在低密度囊变区和高密度钙化。第三脑室的室管膜瘤多位于第三脑室后部，因此肿瘤与丘脑界限不清楚，与来自松果体的肿瘤鉴别甚难，易形成阻塞性脑积水。侧脑室的室管膜瘤多位于室间孔附近，常引起单侧或者双侧的脑积水。肿瘤也可位于侧脑室的后角和三角区。大脑半球间变性室管膜瘤的 CT 表现与患者年龄有关。小儿及青少年时这种肿瘤多位于顶颞枕叶相连处以及额叶。另外，肿瘤的实质部分也发现有很大的囊变和钙化。偶尔发现该年龄组的肿瘤有瘤内出血。成人时囊变和钙化不常见，但位于顶颞枕相连处的典型部位与小儿相同。

增强扫描，83.7%的肿瘤有强化，实性肿瘤强化均匀，CT值平均增加14HU，囊变区不强化。结节或分叶状肿瘤边界清楚。

MRI：室管膜瘤实性部分表现为T_1WI等信号或低信号，T_2WI为高信号。囊变部分在T_1WI上信号强度略高于脑脊液，T_2WI呈明显高信号。肿瘤内部可因囊变、钙化和存在肿瘤血管，使信号变得不均匀，50%的室管膜瘤可见钙化。增强扫描肿瘤常呈不均匀强化。

（四）髓母细胞瘤

髓母细胞瘤（medulloblastoma）是一种极度恶性的肿瘤，来源于胚胎残留组织，约占颅内神经上皮肿瘤的4%~8%，占颅内肿瘤的1.84%~6.54%。发病年龄多在20岁以内，男女发病比例2~3：1。

影像学表现（图2-5）：

CT：平扫肿瘤边界清楚，常位于小脑蚓部，突入第四脑室，边界清楚。肿瘤高密度占2/3，这是由于肿瘤细胞及血管丰富。少数为等密度，低密度很少见。肿瘤内出血密度很高。约46%的肿瘤周围有脑水肿。

增强扫描，肿瘤呈均匀性强化，CT值增加10~20HU。肿瘤坏死区不增强。增强时肿瘤密度上升快，下降也快。

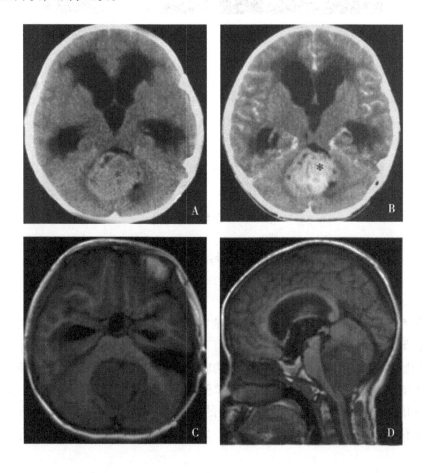

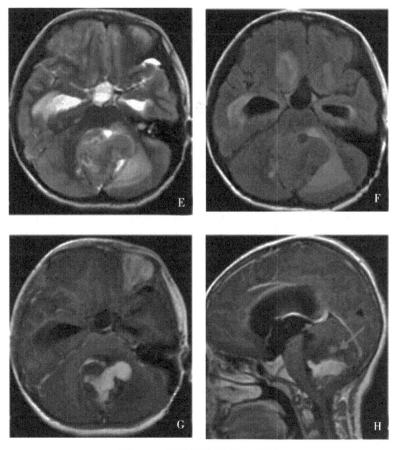

图 2-5　髓母细胞瘤 CT、MRI

A、B. 第四脑室占位性病变，以等密度为主，幕上脑室系统扩张，增强扫描病变明显均匀强化。C. MRI 横轴位。D. MRI 矢状、T_1WI 病变呈等信号。E. T_2WI 病变呈等、高混杂信号。G、H. 增强扫描病变明显不均匀强化。

MRI：肿瘤在 T_1WI 常呈稍低或等信号，T_2WI 信号多变，可以为低信号、等信号或稍高信号，若肿瘤内部出现囊变，则可见相应 T_1WI 低信号和 T_2WI 高信号的改变。肿瘤边界较清楚，周围可见水肿。

增强扫描，肿瘤可以整体或部分呈均匀中等度强化。肿瘤常发生脑脊液播散，在疑为髓母细胞瘤时，需常规进行脑和脊髓的增强扫描，以便发现蛛网膜下腔或软脑膜的转移灶。若软脑膜有线样或脑膜表面有结节状强化，则提示肿瘤发生播散性转移。

（北部战区总医院　刘文源）

第三章　中枢神经系统肿瘤的病理学概述

第一节　中枢神经系统（CNS）肿瘤的分类

1926 年，Bailey 和 Cushing 首次从胚胎学角度（髓上皮发育分化方向），将神经系统肿瘤分为松果体母细胞发生的肿瘤、原始成胶质细胞发生的肿瘤、髓母细胞发生的肿瘤和无极神经母细胞发生的肿瘤 4 大类，他们把肿瘤细胞的形态与胚胎各期未成熟的细胞和成熟的正常细胞相比较，以解释其组织发生，并提出相应的命名。1932 年，Hortega 在此基础上，把胶质系列和副胶质系列区分开来，从而建立了胶质瘤和副胶质瘤两类。

世界卫生组织（WHO）于 1977 年首次进行了中枢神经系统肿瘤的组织学分类。40 年来，由于免疫病理学和肿瘤生物学的发展，极大地丰富了对脑肿瘤的认识，并指导着临床治疗。下面，对几个有历史意义的分类做一介绍。

一、1977 年 WHO 的 CNS 肿瘤组织学分类

CNS 肿瘤组织学分类胜过历史上的任何分类，它的特点是：分类细致，概括了每个肿瘤的形态类型，符合实际，特别是"间变性"一词的运用较"母"字或"恶性"等词更为妥帖。从此，这一分类成为以后所有分类的基础。

1. 神经上皮细胞的肿瘤

（1）星形细胞的肿瘤

1）星形细胞瘤：a. 纤维型。b. 原浆型。c. 胖细胞型。d. 混合型。

2）毛细胞型星形细胞瘤。

3）室管膜下巨细胞星形细胞瘤。

4）星形母细胞瘤。

5）间变性（恶性）星形细胞瘤。

（2）少突胶质细胞的肿瘤

1）少突胶质细胞瘤。

2）混合少突胶质 – 星形细胞瘤。

3）间变性（恶性）少突胶质细胞瘤。

（3）室管膜和脉络丛的肿瘤

1）室管膜瘤：a. 黏液乳头状室管膜瘤。b. 乳头状室管膜瘤。c. 室管膜下室管膜瘤。

2）间变性（恶性）室管膜瘤。

3）脉络丛乳头状瘤。

4）间变性（恶性）脉络丛乳头状瘤。

（4）松果体细胞的肿瘤

1）松果体细胞瘤。

2）松果体母细胞瘤。

（5）神经元的肿瘤

1）神经节细胞瘤。

2）神经节细胞胶质瘤。

3）神经节神经母细胞瘤。

4）间变性（恶性）神经节细胞瘤及神经节细胞胶质瘤。

5）神经母细胞瘤。

（6）低分化及胚胎性肿瘤

1）胶质母细胞瘤：伴有肉瘤成分的胶质母细胞瘤、巨细胞胶质母细胞瘤。

2）髓母细胞瘤：促纤维增生型、肌母细胞型。

3）髓上皮瘤。

4）原始级形成胶质母细胞瘤。

5）大脑胶质瘤病。

2. 神经鞘膜细胞的肿瘤

（1）雪旺氏细胞瘤（神经鞘瘤）

（2）间变性（恶性）雪旺氏细胞瘤（神经鞘瘤）

（3）神经纤维瘤

（4）间变性（恶性）神经纤维瘤

3. 脑膜及相关组织的肿瘤

（1）脑膜瘤

1）脑膜上皮型（内皮瘤型、合体细胞型、蛛网膜皮型）。

2）纤维型（纤维母细胞型）。

3）过渡型（混合型）。

4）沙粒体型。

5）血管瘤型。

6）血管母细胞型。

7）血管外皮细胞型。

8）乳头状生长型。

9）间变性（恶性）脑膜瘤。

（2）脑膜的肉瘤

1）纤维肉瘤。

2）多形细胞肉瘤。

3）原发脑膜肉瘤病。

（3）黄色瘤样肿瘤

1）纤维黄色瘤。

2）黄色肉瘤（恶性纤维黄色瘤）。

（4）原发黑色素性肿瘤

1）黑色素瘤。

2）脑膜黑色素瘤病。

（5）其他：纤维瘤、软骨瘤、间叶软骨瘤等

4. 原发恶性淋巴瘤

5. 起源于血管的肿瘤

（1）血管母细胞瘤（毛细血管型血管母细胞瘤，Lindau 病）

（2）巨怪细胞肉瘤

6. 生殖细胞的肿瘤

（1）生殖细胞瘤

（2）胚胎性癌

（3）绒毛膜上皮癌

（4）畸胎瘤

7. 其他畸形性肿瘤和肿瘤性病变

（1）颅咽管瘤

（2）拉克裂囊

（3）上皮样囊肿

（4）皮样囊肿

（5）第三脑室胶样囊肿

（6）肠源性囊肿

（7）其他囊肿

（8）脂肪瘤

（9）迷离瘤 [垂体（后叶）细胞瘤，颗粒细胞"肌母细胞瘤"]

（10）下丘脑的神经元错构瘤

（11）鼻神经胶质异位（鼻神经胶质瘤）

8. 血管畸形

（1）毛细血管扩张症

（2）海面状血管瘤

（3）动静脉畸形

（4）静脉畸形

（5）Sturge-Weber 病（大脑和面部或大脑和三叉神经分布区血管瘤病）

9. 垂体前叶的肿瘤

（1）垂体腺瘤

1）嗜酸性。

2）嗜碱性（黏液样细胞）。

3）嗜酸 – 嗜碱混合性。

4）嫌色性。

（2）垂体腺癌

10. 局部肿瘤的扩延

（1）颈静脉球瘤（化学感受器瘤，非嗜铬性副神经节瘤）

（2）脊索瘤

（3）软骨瘤

（4）软骨肉瘤

（5）嗅神经母细胞瘤（感觉神经母细胞瘤）

（6）腺样囊性癌（圆柱瘤）

（7）其他

11. 转移性肿瘤

12. 未分类的肿瘤

二、1985 年 WHO 的小儿 CNS 肿瘤组织学分类

小儿 CNS 肿瘤组织学分类突出了小儿脑肿瘤的两大特点：即混合性胶质瘤和原始神经上皮的肿瘤。在小儿脑肿瘤中，混合性胶质瘤比成人多见，参入混合的细胞种类也多见。

具有双向或多向分化的原始神经上皮的肿瘤（也称 PNET）主要发生于小儿，尤其值得注意的是该分类使 PNET 的含义比原创建这一命名（Hart 和 Farle，1973）时更广，把大脑及脊髓的 PNET、髓母细胞瘤、松果体母细胞瘤和神经母细胞瘤等均包括进来，同时废除了后三者的名称。

1985 年 WHO 的小儿 CNS 肿瘤组织学分类：

1. 神经上皮组织的肿瘤

（1）胶质的肿瘤

1）星形细胞的肿瘤：a. 星形细胞瘤（纤维性、原浆性、胖细胞型性、毛细胞性和黄色瘤性）。b. 间变性星形细胞瘤。c. 室管膜下巨细胞性肿瘤（结节性硬化）。d. 巨细胞性胶质瘤。

2）少突胶质细胞的肿瘤：a. 少突胶质细胞瘤。b. 间变性少突胶质细胞瘤。

3）室管膜的肿瘤：a. 室管膜瘤。b. 间变性室管膜瘤。c. 黏液乳头性室管膜瘤。

4）脉络丛的肿瘤：a. 脉络丛乳头状瘤。b. 间变性脉络丛瘤（癌）。

5）混合性胶质瘤：a. 少突星形细胞瘤及间变性少突星形细胞瘤。b. 星形室管膜瘤及间变性星形室管膜瘤。c. 少突星形室管膜瘤及间变性少突星形室管膜瘤。d. 少突室管膜瘤及间变性少突室管膜瘤。e. 室管膜下室管膜瘤－室管膜下球形星形细胞瘤。f. 胶质纤维瘤。

6）胶质母细胞瘤性的肿瘤：a. 多形性胶质母细胞瘤。b. 巨细胞胶质母细胞瘤。c. 胶质肉瘤。

7）大脑胶质瘤病。

（2）神经元的肿瘤

1）神经节细胞瘤。

2）间变性神经节细胞瘤。

3）神经节细胞胶质瘤。

4）间变性神经节细胞胶质瘤。

（3）"原始性"神经上皮的肿瘤

1）"原始性"神经外胚层瘤，无其他特殊性（NOS）。

2）"原始性"神经外胚层瘤，伴有：a.星形细胞。b.少突胶质细胞。c.室管膜细胞。d.神经源性细胞。e.其他（黑色素细胞，间充质性细胞）。f.混合细胞成分。

3）髓上皮瘤：a.髓上皮瘤，无其他特殊性（NOS）。b.髓上皮瘤，伴有星形细胞、少突胶质细胞、室管膜细胞、神经源性细胞、其他（黑色素细胞、间充质性细胞）和混合细胞成分。

（4）松果体细胞的肿瘤

1）"原始性"神经外胚层瘤（松果体母细胞瘤）。

2）松果体细胞瘤。

2. 脑膜及其相关组织的肿瘤

（1）脑膜瘤

1）脑膜瘤，NOS。

2）"乳头状"脑膜瘤。

3）间变性脑膜瘤。

（2）脑膜的肉瘤

1）脑膜的肉瘤，NOS。

2）横纹肌肉瘤或平滑肌肉瘤。

3）间充质（叶）软骨肉瘤。

4）纤维肉瘤。

5）其他。

（3）原发性黑色素细胞的肿瘤

1）恶性黑色素瘤。

2）黑色素瘤病。

3）杂类黑色素细胞的肿瘤。

3. 神经鞘细胞的肿瘤

（1）神经鞘瘤（雪旺氏瘤，神经鞘膜瘤）

（2）间变性神经鞘瘤（间变性雪旺氏瘤）

（3）神经纤维瘤

（4）间变性神经纤维瘤（神经源性肉瘤）

4. 原发恶性淋巴瘤

5. 血管源性肿瘤

（1）血管母细胞瘤

（2）血管外皮细胞瘤

（3）新生物性血管内皮细胞增生症——血管肉瘤

6. 生殖细胞肿瘤

（1）生殖细胞瘤

（2）胚胎性癌

（3）绒毛膜上皮癌

（4）内胚窦瘤

（5）畸胎瘤性肿瘤

1）未成熟性畸胎瘤。

2）成熟性畸胎瘤。

3）畸胎癌。

7. 畸形性肿瘤

（1）颅咽管瘤

（2）拉克裂囊肿

（3）室管膜囊肿

（4）皮样囊肿

（5）第三脑室胶样囊肿

（6）肠源性或支气管性囊肿

（7）囊肿，NOS

（8）脂肪瘤

（9）颗粒细胞瘤（迷离瘤）

（10）错构瘤

1）神经源性。

2）神经胶质性。

3）神经元神经胶质混合性。

4）脑膜神经鞘膜病。

8. 神经内分泌源性肿瘤

（1）垂体前叶肿瘤

1）腺瘤。

2）垂体腺癌。

（2）副神经节瘤

9. 局部肿瘤的局灶性扩延，类型按原发性肿瘤诊断

10. 转移性肿瘤

11. 未分类的肿瘤

三、2016 年 WHO 的 CNS 肿瘤组织学分类

过去，中枢神经系统肿瘤的分类很大程度上依赖于组织学特征，2014 年国际神经病理学会议上确立将分子学结果加入脑肿瘤诊断指南，2016 版 WHO 中枢神经系统肿瘤分类首次在组织学基础上加入分子学特征，对于弥漫性胶质瘤分类引入分子学特征，如 IDH 野生型 /IDH 突变型、H3K27M 突变型。在这版分类中，IDH 野生型 /H3 野生型弥漫胶质瘤被命名为 IDH 野生型或 NOS。然而，IDH 野生型 /H3 野生型弥漫胶质瘤虽具有相同的组织病理特征，但分子生物学特征截然不同，生存预后也不同。

具体分类见表 3-1。

表 3-1 2016 年 WHO 的 CNS 肿瘤组织学分类

肿瘤分类	ICD-O 编码
弥漫性星形细胞和少突胶质细胞肿瘤	
弥漫性星形细胞瘤，IDH 突变型	9400/3
肥胖型星形细胞瘤，IDH 突变型	9400/3
弥漫性星形细胞瘤，IDH 野生型	9400/3
弥漫性星形细胞瘤，NOS	9400/3
间变性星形细胞瘤，IDH 突变型	9401/3
间变性星形细胞瘤，IDH 野生型	9401/3
间变性星形细胞瘤，NOS	9401/3
胶质母细胞瘤，IDH 野生型	9440/3
巨细胞型胶质母细胞瘤	9441/3
神经胶质肉瘤	9442/3
上皮样胶质母细胞瘤	9440/3
胶质母细胞瘤，IDH 突变型	9445/3
胶质母细胞瘤，NOS	9440/3
弥漫性中线胶质瘤，H3 K27M 突变型	9385/3
少突胶质细胞瘤，IDH 突变型和 1/19q 共缺失	9450/3
少突胶质细胞瘤，NOS	9450/3
间变性少突胶质细胞瘤，IDH 突变型和 1/19q 共缺失	9451/3
间变性少突胶质细胞瘤，NOS	9451/3
少突星形细胞瘤，NOS	9382/3
间变性少突星形细胞瘤，NOS	9382/3
其他星形细胞肿瘤	
毛细胞型星形细胞瘤	9421/1
毛黏液样型星形细胞瘤	9425/3
室管膜下巨细胞型星形细胞瘤	9384/1
多形性黄色星形细胞瘤	9424/3
间变性多形性黄色星形细胞瘤	9424/3
室管膜肿瘤	
室管膜下瘤	9383/1
黏液乳头型室管膜瘤	9394/1
室管膜瘤	9391/3
乳头型室管膜瘤	9393/3

肿瘤分类	ICD-O 编码
透明细胞型室管膜瘤	9391/3
室管膜瘤，RELA 融合基因阳性	9396/3
间变性室管膜瘤	9392/3
其他神经胶质瘤	
第三脑室脊索样胶质瘤	9444/1
血管中心性胶质瘤	9431/1
星形母细胞瘤	9430/3
脉络丛肿瘤	
脉络丛乳头状瘤	9390/0
非典型脉络丛乳头状瘤	9390/1
脉络丛癌	9390/3
神经元和混合性神经元 - 神经胶质肿瘤	
胚胎发育不良性神经上皮肿瘤	9413/0
神经节细胞瘤	9492/0
节细胞胶质瘤	9505/1
间变性节细胞胶质瘤	9505/3
小脑发育不良性神经节细胞（Lhemitte-Duclks 病）	9493/0
婴儿多纤维性星形细胞瘤 / 节细胞胶质瘤	9412/1
乳头状胶质神经元肿瘤	9509/1
菊形团形成性胶质神经元肿瘤	9509/1
弥漫性柔脑膜胶质神经元肿瘤	
中枢神经细胞瘤	9506/1
脑室外神经细胞瘤	9506/1
小脑脂神经细胞瘤	9506/1
副神经节瘤	8693/1
松果体区肿瘤	
松果体细胞瘤	9361/1
中间分化的松果体实质瘤	9362/3
松果体母细胞瘤	9362/3
松果体区乳头样瘤	9395/3
胚胎性肿瘤	
髓母细胞瘤（遗传学定义的髓母细胞瘤）	
髓母细胞瘤，WNT 激活	9475/3

肿瘤分类	ICD-O 编码
髓母细胞瘤，SHH 激活和 TP53 突变型	9476/3
髓母细胞瘤，SHH 激活和 TP53 野生型	9471/3
髓母细胞瘤，非 WNI/ 非 SHH	9477/3
髓母细胞瘤，3 组	
髓母年胞瘤，4 组	
髓母细胞（组织学定义的髓母细胞瘤）	
髓母细胞瘤，经典型	9470/3
髓母细胞瘤，促纤维增生 / 结节型	9471/3
髓母细胞瘤，广泛结节型	9471/3
髓母细胞瘤，大细胞 / 间变型	9474/3
髓母细胞瘤，NOS	9478/3
髓上皮瘤	9501/3
中枢神经系统神经母细胞瘤	9500/3
中枢神经系统神经节神经母细胞瘤	9490/3
中枢神经系统胚胎性肿瘤，NOS	9473/3
非典型性畸胎样 / 横纹肌样瘤	9508/3
具有横纹肌样特征的中枢神经系统胚胎性肿瘤颅神经和脊神经肿瘤	9508/3
神经鞘瘤	9560/0
细胞型神经鞘瘤	9560/0
丛状神经鞘瘤	9560/1
黑色素性神经鞘瘤	9560/1
神经纤维瘤	9540/0
非典型性神经纤维瘤	9540/0
丛状神经纤维瘤	9550/0
神经束膜瘤	9571/0
混合性神经鞘瘤	
恶性周围神经鞘瘤	9540/3
上皮样型 MPNST	9540/3
神经束膜分化型 MPNST	9540/3
脑膜瘤	
脑膜瘤	9530/0
上皮型脑膜瘤	9531/0
纤维型（纤维母细胞瘤）脑膜瘤	9532

肿瘤分类	ICD-O 编码
过渡型（混合型）脑膜瘤	9537/0
砂粒型脑膜瘤	9533/0
血管瘤型脑膜瘤	9534/0
微囊型脑膜瘤	9530/0
分泌型脑膜瘤	9530/0
淋巴细胞丰富型脑膜瘤	9530/0
化生型脑膜瘤	9530/0
脊索样型脑膜瘤	9538/1
透明细胞型脑膜瘤	9538/1
非典型性脑膜瘤	9539/1
乳头型脑膜瘤	9538/3
横纹肌样型脑膜瘤	9538/3
间变性（恶性）脑膜瘤	9530/3
间叶细胞、非脑膜上皮肿瘤	
孤立性纤维性肿瘤 / 血管周细胞瘤	
1 级	8815/0
2 级	8815/1
3 级	8815/3
血管母细胞瘤	9161/1
血管瘤	9120/0
上皮样血管内皮瘤	9133/1
血管肉瘤	9120/3
卡波西肉瘤	9140/3
尤文肉瘤 / 外周原始神经外胚层肿瘤	9364/3
脂肪瘤	8850/0
血管脂肪瘤	8861/0
蛰伏脂瘤（冬眠瘤）	8880/0
脂肪肉瘤	8850/3
韧带样型纤维瘤病	8821/1
肌纤维母细胞瘤	8825/0
炎症性肌纤维母细胞瘤	8825/1
良性纤维组织细胞瘤	8830/0
纤维肉瘤	8810/3

肿瘤分类	ICD-O 编码
未分化多形性肉瘤 / 恶性纤维组织细胞瘤	8802/3
平滑肌瘤	8890/0
平滑肌肉瘤	8890/3
横纹肌瘤	8900/0
横纹肌肉瘤	8900/3
软骨瘤	9220/0
软骨肉瘤	9220/3
骨瘤	9180/0
骨软骨瘤	9210/0
骨肉瘤	9180/3
黑色素细胞肿瘤	
脑膜黑色素细胞增生症	8728/0
脑膜黑色素细胞瘤	8728/1
脑膜黑色素瘤	8720/3
脑膜黑色素病	8728/3
淋巴瘤	
中枢神经系统弥漫大 B 细胞淋巴瘤	9680/3
免疫缺陷相关的中枢神经系统淋巴瘤	
AIDS 相关的弥漫大 B 细胞淋巴瘤	
EBV 阳性的弥漫大 B 细胞淋巴瘤，NOS	
淋巴瘤样肉芽肿病	9766/1
血管内大 B 细胞淋巴瘤	9712/3
中枢神经系统低级别大 B 细胞淋巴瘤	
中枢神经系统 T 细胞和 NK/T 细胞淋巴瘤	
间变性大细胞淋巴瘤，ALK 阳性	9714/3
间变性大细胞淋巴瘤，ALK 阴性	9702/3
硬脑膜 MALT 淋巴瘤	9699/3
组织细胞肿瘤	
朗格汉斯组织细胞增生症	9751/3
脂质肉芽肿病（Erdheim-Chester 病）	9750/1
巨淋巴结病性窦组织细胞增生症（Rosai-Dorfman）	
幼年性黄色肉芽肿	
组织细胞肉瘤	9755/3

续表

肿瘤分类	ICD-O 编码
生殖细胞肿瘤	
生殖细胞瘤	9064/3
胚胎性癌	9070/3
卵黄囊性瘤	9071/3
绒毛膜癌	9100/3
畸胎瘤	9080/1
成熟型	9080/0
未成熟型	9080/3
畸胎瘤恶变	9084/3
混合性生殖细胞肿瘤	9085/3
鞍区肿瘤	
颅咽管瘤	9350/1
釉质型颅咽管瘤	9351/1
乳头型颅咽管瘤	9352/1
鞍区颗粒细胞瘤	9582/0
垂体细胞瘤	9432/1
梭形细胞嗜酸性细胞瘤	8290/0
转移瘤	

注：形态学编码参照国际疾病分类——肿瘤学（International Classification of Disease for Oncology, ICD-O）规范。行为学编码为：/0 良性肿瘤；/1 行为学上未指定的、边界性的或不确定的肿瘤；/2 原位癌或Ⅲ级的上皮内病变；/3 恶性肿瘤。本表中根据原有的 WHO 分类以及对这些疾病的新理解，进行肿瘤分类的修改。为经 ICD-O IARC/WHO 委员会认可的新编码，即为 2013 软组织和肿瘤的 WHO 分类。

2016 年世界卫生组织中枢神经系统肿瘤分类具有以下特点：

（1）构建分子时代中枢神经系统肿瘤诊断的理念：

1）引入基因定义，调整弥漫性胶质瘤的分类（分子分型）：在典型的星形胶质瘤病例里面，常见 ATRX、TP53 和 IDH1 这 3 个基因突变的共同发生；在 Oligodendroglioma 里面，常见 TERT 和 IDH1、1P19q 这 3 个基因突变共同发生；在 Primary GBM 里面，TERT 突变最常见。这些重要基因的匹配，形成了所谓的"指纹"，即各自不同的特点，通过辨别不同患者的基因"指纹"，就可以判断患者的分子分型。目前，能够把胶质瘤分成 4 个不同的分子亚型，即只有 TERT 突变、有 IDH 及 TERT 联合突变、只有 IDH 突变，以及 IDH1 和 TERT 野生型。它们能够变成病理医生最强的辅助手段，协助完成胶质瘤的精确诊疗。

2）引入基因定义，调整髓母细胞瘤的分类：根据分子背景的差异，将髓母细胞瘤分为 4 个分子亚型：WNT 型、SHH 型、C 型和 D 型，各亚型之间在分子表型、组织病理、转移特性和 DNA 拷贝数上存在显著差异。各亚型之间可以通过免疫组织化学染色的方法进行检测鉴定：DKK1（WNT 型）、SFRP1（SHH 型）、NPR3（C 型）和 KCNA1（D 型），这些分子靶标的表达准确率可达 98%，其中 C 型（NPR3 阳性）的髓母细胞瘤预后最差，髓母细胞瘤的分子分型对预后判别和治疗选择均具有重要意义。

  3）引入基因定义，调整其他胚胎性肿瘤的分类，删除了 PNET 术语。

  （2）纳入基因定性的室管膜瘤亚型。

  （3）新的鉴别儿科相似疾病的方法，包括新的命名方式和基因定性肿瘤。

  （4）增加以下最新公认的肿瘤、亚型和模式。

  1）IDH 野生型，突变型胶质母细胞瘤。

  2）弥漫中线胶质瘤，H3K27M 突变型肿瘤。

  3）多层细胞菊形团的胚胎性肿瘤，C19MC 改变型肿瘤。

  4）室管膜瘤，RELA 融合 – 阳性肿瘤。

  5）弥漫软脑膜胶质神经肿瘤。

  6）间变性多形性黄色星形细胞肿瘤。

  7）上皮样胶质母细胞瘤。

  8）胶质母细胞瘤合并原始神经成分（模式）。

  9）神经节细胞肿瘤多结节并空泡（模式）。

  （5）删除以下既往肿瘤、亚型和术语。

  1）大脑神经胶质瘤病。

  2）原浆型，纤维性星形细胞瘤（亚型）。

  3）细胞性室管膜瘤（亚型）。

  4）原始神经外胚层瘤（PNET）（术语）。

  （6）对部分肿瘤如星形细胞瘤和髓母细胞瘤提出了分层诊断的概念，包括：层次 1，组织分类（histology classification）；层次 2，WHO 分级（WHO grade）；层次 3，分子信息（molecular information）；层次 4，整合诊断（integrated diagnosis），比如整合了弥漫性星形细胞胶质瘤的诊断，见表 3-2。

表 3-2   整合调整的弥漫性星形细胞胶质瘤

整合诊断	弥漫性星形细胞胶质瘤，IDH 野生型，具有 GBM 分子特征，WHOIV
组织病理诊断	间变星形细胞瘤
分子标志物信息	IDH：野生型（IDH1 和 IDH2，测序） EGFR：高度扩增（FISH） 7 号、10 号染色体状态：7 号染色体扩增 /10 号染色体缺失（FISH）TERT 启动子：突变（测序）
组织学级分子病理学整合诊断级别	WHOIV

儿童型弥漫性胶质瘤的整合诊断：

儿童型弥漫性胶质瘤具有 BRAFV600E 突变，FGFR1 改变或 MYB 或 MYBL1 重排的弥漫星形细胞瘤具有独特的组织学和遗传学特征，此类特征的弥漫性胶质瘤并不常见。好发于儿童，偶见成人，常与癫痫有关。委员会认为以下分类将提供有价值的诊断和预后信息。对于此类患者，建议进行有针对性地治疗：

● 弥漫性胶质瘤，伴 MYB 改变

● 弥漫性胶质瘤，伴 MYBL1 改变

● 弥漫性胶质瘤，伴 FGFR1 TKD 重复

● 弥漫性胶质瘤，伴 FGFR1 突变

● 弥漫性胶质瘤，BRAFV660E 突变[a]

● 弥漫性胶质瘤，伴 MAPK 信号通路其他分子改变

（7）增加"脑部侵犯"为非典型脑膜瘤的诊断标准之一。

（8）将"孤立性纤维性肿瘤和血管外皮细胞瘤"调整为一种肿瘤，并建立了配套的分级系统。

（9）扩展及阐明了神经鞘瘤中的肿瘤类别，包括增加了混合性神经鞘瘤和将黑色素性雪旺氏瘤从其他类型中分离出来。

（10）扩展中枢神经系统造血 / 淋巴来源肿瘤（淋巴瘤和组织细胞瘤）中的肿瘤类别。

第二节　中枢神经系统肿瘤的分级

肿瘤的分级概念早在 19 世纪末时已经开始，至 1922 年 Broders 创立 4 级分类法，把鳞状细胞癌按其分化和间变比例数划分为 4 级：

（1）Ⅰ级，间变细胞 <25%，分化细胞 >75%。

（2）Ⅱ级，间变细胞 25% ~ 50%，分化细胞 50% ~ 75%。

（3）Ⅲ级，间变细胞 50% ~ 75%，分化细胞 25% ~ 50%。

（4）Ⅳ级，间变细胞 >75%，分化细胞 <25%。

这一分类被肿瘤病理学家广泛采用，并推广到许多肿瘤的分级，同时也被中枢神经肿瘤采用，尤其是颅内的胶质瘤。中枢神经肿瘤的分级与分类见表 3-3 和表 3-4。

2016 版 CNS 肿瘤分类采用了国际疾病肿瘤学分类法（ICD-O）进行，可以同时反映解剖部位、形态学和生物学行为，临床医生最需要了解的肿瘤生物学行为在"/"后一个编码：0 代表良性，1 代表生物学行为未定、未知或交界性，2 代表原位癌或Ⅲ级以上上皮内瘤变，3 代表恶性肿瘤。

表 3-3 以往常见中枢神经肿瘤的分级与分类

分级	预后（手术切除以后）	肿瘤
Ⅰ级 （良性）	治愈或达到 5 年以上生存期	毛细胞星形细胞瘤，神经节细胞瘤（颞叶底部），黏液乳头型室管膜瘤，室管膜下瘤，脉络丛乳头状瘤，血管母细胞瘤，神经鞘瘤，神经纤维瘤，胚胎发育不良性神经上皮肿瘤
Ⅱ级 （潜在恶性）	术后 3~5 年内出现复发	弥漫性星形细胞瘤，少突胶质细胞瘤，少突星形细胞瘤，室管膜瘤（脑室内），第三脑室脊索样胶质瘤，中枢神经细胞瘤，松果体细胞瘤
Ⅲ级 （低度恶性）	术后 2~3 年出现复发	间变性星形细胞瘤，间变性室管膜瘤，间变性少突胶质细胞瘤，间变性少突星形细胞瘤，大脑胶质瘤病，恶性神经鞘瘤
Ⅳ级 （高度恶性）	术后 6~15 个月出现复发	多形性胶质母细胞瘤，松果体母细胞瘤，髓上皮瘤，室管膜母细胞瘤，髓母细胞瘤，髓肌母细胞瘤，黑色素髓母细胞瘤，幕上原始神经外胚层肿瘤，非典型性畸胎瘤/横纹肌样瘤

表 3-4 脑膜肿瘤的分级与分类

低复发和低进展危险性的脑膜瘤
脑膜皮细胞型脑膜瘤 WHO-Ⅰ级
纤维型脑膜瘤 WHO-Ⅰ级
过渡型（混合型）脑膜瘤 WHO-Ⅰ级
砂粒型脑膜瘤 WHO-Ⅰ级
血管瘤型脑膜瘤 WHO-Ⅰ级
微囊型脑膜瘤 WHO-Ⅰ级
分泌型脑膜瘤 WHO-Ⅰ级
富于淋巴细胞型脑膜瘤 WHO-Ⅰ级
化生型脑膜瘤 WHO-Ⅰ级
高复发和高进展危险性的脑膜瘤
非典型脑膜瘤 WHO-Ⅱ级
透明细胞型脑膜瘤（颅内）WHO-Ⅱ级
脊索瘤样型脑膜瘤 WHO-Ⅱ级
横纹肌样型脑膜瘤 WHO-Ⅲ级
乳头状脑膜瘤 WHO-Ⅲ级
间变型（恶性）脑膜瘤 WHO-Ⅲ级
伴高生长指数和（或）脑浸润的任何脑膜瘤亚型 WHO-Ⅲ级

2016 版 CNS 肿瘤分类中对中枢系统肿瘤的分级做出了明确阐述（表 3-5）：

Ⅰ级病变：通常包括增生潜能低和单独外科手术能够治愈的肿瘤。

Ⅱ级病变：通常具有浸润的特征，尽管只有较低水平的增生能力，但经常复发，也可以出现间变。

Ⅲ级病变：具有组织病理学恶性表现，包括核异型性和活跃的核分裂象，多数情况下，手术后应该接受放疗和化疗。

Ⅳ级病变：具有组织病理学恶性表现，核分裂活跃，具有坏死倾向，手术前后病变均发展很快，某些肿瘤还可以有周围组织的广泛浸润以及脑脊液播散。

表 3-5　2016 年版 WHO 中枢神经系统肿瘤分类标准中特定肿瘤的分级

肿　瘤	分　级
弥漫性星形细胞和少突胶质细胞肿瘤	
弥漫性星形细胞瘤，IDH 突变型	Ⅱ
间变性星形细胞瘤，IDH 突变型	Ⅲ
胶质母细胞瘤，IDH 野生型	Ⅳ
胶质母细胞瘤，IDH 突变型	Ⅳ
弥漫性中线胶质瘤，H3K27M 突变型	Ⅳ
少突胶质细胞瘤，IDH 突变型和 lP/19q 共缺失	Ⅱ
间变性少突胶质细胞瘤，IDH 突变型和 lP/19q 共缺失	Ⅲ
其他星形细胞肿瘤	
毛细胞型星形细胞瘤	Ⅰ
室管膜下巨细胞型星形细胞瘤	Ⅰ
多形性黄色星形细胞瘤	Ⅱ
间变性多形性黄色星形细胞瘤	Ⅲ
室管膜肿瘤	
室管膜下瘤	Ⅰ
黏液乳头型室管膜瘤	Ⅰ
室管膜瘤	Ⅱ
室管膜瘤，RELA 融合基因阳性	Ⅱ 或Ⅲ
间变性室管膜瘤	Ⅲ
其他神经胶质瘤	
血管中心性胶质瘤	Ⅰ
第三脑室脊索样胶质瘤	Ⅱ
脉络丛肿瘤	
脉络丛乳头状瘤	Ⅰ
脉络丛癌	Ⅲ

续表

肿　瘤	分　级
神经元和混合性神经元 – 神经胶质肿瘤	
胚胎发育不良性神经上皮肿瘤	I
神经节细胞瘤	I
节细胞胶质瘤	I
间变性节细胞胶质瘤	III
小脑发育不良性神经节细胞瘤	I
婴儿多纤维性星形细胞瘤 / 节细胞胶质瘤	I
乳头状胶质神经元肿瘤	I
菊形团形成性胶质神经元肿瘤	I
中枢神经细胞瘤	II
脑室外神经细胞瘤	II
小脑脂肪神经细胞瘤	II
松果体区肿瘤	
松果体细胞瘤	I
中间分化的松果体实质瘤	II 或 III
松果体母细胞瘤	IV
松果体区乳头样瘤	II 或 III
胚胎性肿瘤	
髓母细胞瘤（所有亚型）	IV
多层菊形团样胚胎性肿瘤，C19MC 改变	IV
髓上皮瘤	IV
中枢神经系统胚胎性肿瘤，NOS	IV
非典型性畸胎样 / 横纹肌样瘤	IV
具有横纹肌样特性的中枢神经系统胚胎性肿瘤	IV
颅神经和脊神经肿瘤	
神经鞘瘤	I
神经纤维瘤	I
神经束膜瘤	I
恶性周围神经鞘瘤	II 、III 或 IV
脑膜瘤	
脑膜瘤	I
非典型性脑膜瘤	II
间变性（恶性）脑膜瘤	III

续表

肿　瘤	分　级
间叶细胞、非脑膜上皮肿瘤	
孤立性纤维性肿瘤 / 血管周细胞瘤	Ⅰ、Ⅱ或Ⅲ
血管母细胞瘤	Ⅰ
鞍区肿瘤	
颅咽管瘤	Ⅰ
颗粒细胞瘤	Ⅰ
垂体细胞瘤	Ⅰ
梭形细胞嗜酸性细胞瘤	Ⅰ

第三节　中枢神经系统肿瘤的遗传学

一、星形细胞肿瘤

（1）遗传易感性：家族性星形细胞瘤并不少见。已知相关的遗传性肿瘤综合征包括 Li-Fraumeni 综合征、Turcot 综合征、结节性硬化、神经纤维瘤病（NF1）和多发性内生性软骨瘤病综合征（Maffucci/Ollier 综合征）。

（2）细胞遗传学和分子遗传学：人类肿瘤的形成是一个复杂的过程，涉及一些基因遗传改变的积累，在正常情况下这些基因负责调解细胞增殖、分化和死亡等有关机体发育的生理过程。神经系统肿瘤与其他部位肿瘤相似，有两种靶基因在这个过程中失调。比较主要的是负责细胞生长的致癌基因激活，致癌基因一般通过基因剂量增加（基因扩增）或激活性的突变来活化。肿瘤抑制基因的蛋白产物抑制细胞生长，通过结构改变或失活性突变导致其活性的改变。

目前，已有研究报道的星形细胞肿瘤的遗传学涉及的分子通路及相关因子有：① TP53/MDM2/p21 途径。② P16/P15/CDK4/CDK6/RB 途径。③表皮生长因子受体（EGFR），大部分高级别的星形细胞瘤出现 EGFR 的基因扩增。④血小板衍生生长因子（PDGF）和受体，PDGFR 受体和配体在肿瘤中的过表达对星形细胞瘤发生的起始阶段非常重要。⑤ DCC（Deleted in colorectal cancer）：DCC 在神经系统高表达，基因产物是 netrin-1 受体的组分，netrins 在中枢神经系统发育、轴突导向和细胞迁移过程中有重要作用。⑥ PTEN 基因（phosphatase and tensin homology，PTEN）：30% ~ 44% 高级别胶质瘤中发生突变。⑦ 10 号染色体：胶质母细胞肿瘤中缺乏 10 号染色体的拷贝。⑧ 19q 染色体：在 40% 的高级别星形细胞瘤发生 19q 染色体的等位缺失。⑨ 22q 染色体：各种级别的胶质瘤中有 20% ~ 30% 出现 22q 染色体的杂合性缺失。⑩ TERT 启动子突变常见于 IDH 野生型 GBM，与肿瘤侵袭行为密切相关。应用 TERT 启动子突变作为 IDH 野生型胶质瘤的 WHO Ⅳ级行为的标志物，至关重要的是肿瘤弥漫浸润生长，具有星形胶质瘤的组织学特征。具有 BRAFV600E 突变，FGFR1 改变或 MYB 或 MYBL1 重排的弥漫星形细胞瘤具有独特的组织学和遗传学特征，此类特征的弥漫性胶质瘤并不常见。好发于儿童，偶见成人，常与癫痫有关。

　　总之，越来越多的证据表明，低级别星形细胞瘤向间变性和胶质母细胞瘤的进展与逐渐积累的获得性多发遗传改变有关。在弥漫性 WHO Ⅱ级星形细胞瘤中，TP53 突变和 PDGFR 过表达是主要的变化。间变性星形细胞瘤可能会另外加上 19q 的杂合性缺失（LOH），进展为胶质母细胞瘤时与染色体 10q 的 LOH 明显相关，也有少部分病例出现 PDGFRA 扩增。

二、少突胶质细胞肿瘤和混合型胶质瘤

　　（1）遗传易感性：偶尔有家族聚集性的病例报道，有累及两兄弟、母亲和女儿、两姊妹和父子的病例。偶尔还可以见到肿瘤遗传综合征的家族成员发生少突胶质细胞瘤的报道。瑞典报道了 47 个遗传性乳腺癌和卵巢癌家族调查，有 1 例少突胶质细胞瘤的报道，还有 1 例 Toroot 综合征患者，有错配修复基因 hPMS2 外显子 5 的胚系突变，发生胶质母细胞瘤并多次复发，该肿瘤显示少突胶质细胞瘤的分化，这些肿瘤显示在 19 号染色体长臂有等位基因缺失。至今还没有 TP53 胚系突变的患者发生少突胶质细胞瘤的报道。

　　（2）细胞遗传学：已经报道了 60 余例少突胶质细胞瘤的 G 带核型，大部分结果是正常核型或非克隆性核型，少部分显示有简单的克隆性异常，偶尔有复杂的克隆性核型。大部分异常包括单个性染色体的缺失，22 号染色体的缺失和 7 号染色体的获得。结构性染色体异常包括转位和缺失，最常见发生于 1 号染色体短臂。另外，9q 缺失似乎多于随机发生的频率，19q 的结构异常很少检测到。

　　（3）分子遗传学：涉及的分子通路及相关因子有：① 19 号染色体：利用杂合性缺失（LOH）方法检测的少突胶质细胞瘤最常见的遗传学改变就是 19 号染色体长臂的杂合性缺失。② 1 号染色体：少突胶质细胞瘤中第二个常见的遗传改变是 1 号染色体短臂的 LOH，发生率是 67%。注意，所有 1qLOH 的少突胶质细胞瘤都同时存在 19q 的等位缺失，提示两种遗传缺陷具有协同作用。③其他染色体：WHO Ⅱ级的少突胶质细胞瘤还有其他染色体的异常，最常见的 4、6、11p、14 和 22q 的遗传物质缺失，个别低级别少突胶质细胞瘤有 10q25–26 的缺失。④生长因子和受体。大约一半的 WHO Ⅱ级和间变性少突胶质细胞瘤有表皮生长因子受体（EGFR）的 mRNA 和蛋白强表达，但没有 EGFR 基因的扩增。这些肿瘤中 EGFR 基因转录增强的机制目前还不清楚。另外，血管内皮生长因子（VEGF）和受体在间变性少突胶质细胞瘤中有表达，显示 VEGF 在间变性少突胶质细胞瘤的血管生成中起重要作用。

三、室管膜瘤

　　（1）遗传易感性：脊髓室管膜瘤是神经纤维瘤病 2 型主要的表现，提示 NF2 肿瘤抑制基因在这些肿瘤中起重要作用，其他室管膜瘤的遗传形式不多见。

　　（2）细胞遗传学：在大部分室管膜瘤中有细胞遗传学改变，其中 22 号染色体的改变最常见（30%）。尤以 22 号染色体单体、22q 缺失和转位多见。9q、10、17 和 13 号染色体发生频率较低，偶有 7 号染色体获得的报道。

　　（3）分子遗传学：室管膜瘤在分子遗传学水平上与星形细胞胶质瘤和少突胶质细

胞瘤明显不同，基本检测不到肿瘤抑制基因 CDKN2A、CDKN2B 的突变，或 CDK4 和 CCND1 的扩增，偶尔有 TP53 肿瘤抑制基因突变的报道。NF2 基因可能是脊髓室管膜瘤致病的候选基因，大脑室管膜瘤的致病基因有待进一步研究。

四、脉络丛肿瘤

（1）遗传易感性：脉络丛乳头状瘤和脉络丛乳头状癌曾出现在 Li-Fraumeni 综合征患者中，有 4 例报道，3 例有 TP53 密码子 248 的胚系突变，在散发的脉络丛乳头状肿瘤中，没有检测到 TP53 的突变。

（2）细胞遗传学和分子遗传学：经典的脉络丛乳头状瘤细胞遗传学改变和 FISH 显示超 2 倍体，有 7、9、12、15、17 和 18 是染色体的获得，9 号染色体短臂的重复与脉络丛乳头状瘤和脉络丛异常增生相关，超单倍体可能是脉络丛乳头状癌的特征。

五、脑膜瘤

（1）遗传易感性：脑膜瘤是神经纤维瘤病 2 型的标志，也有一些非 NF2 的家族对脑膜瘤的发生易感性增强，这些家族中至少有 1 个没有与 NF2 的位点染色体 22q 连锁，提示可能存在第二个脑膜瘤易感位点，脑膜瘤与其他肿瘤综合征 Corlin 和 Cowden 综合征之间的关系还不明确。

（2）细胞遗传学：脑膜瘤是第一个确认有细胞遗传学改变的实体瘤。最常见的改变是 22 号染色体的缺失，22 号染色体的缺失也出现在复发和非典型脑膜瘤。总的来说，核型异常在非典型性和间变性脑膜瘤中极为常见。在其他与脑膜瘤相关的细胞遗传学改变中，1 号染色体短臂缺失和 14 号染色体的缺失是最常见的。

（3）分子遗传学：①等位基因缺失和染色体的获得：大约有一半的脑膜瘤有 12 号染色体 q12 的等位基因缺失，非典型性脑膜瘤通常有 1p、6q、9q、10q、14q、17p 和 18q 的等位基因缺失，表明这些位点与肿瘤的进展相关，发生频率较高的位点包括 6q、9p、10 和 14q，也见于间变性脑膜瘤。染色体的获得见于较高级别的脑膜瘤，如 20q、12q、15q、1q、9q、17q，在这些位点中，只有 22q 的 NF2 基因是抑癌基因，其他位点的相关基因还有待进一步的研究。②NF2 基因：60% 的散发性脑膜瘤中可以检测到 NF2 基因突变。大部分突变是小的插入或缺失，或影响剪接位点的无义突变，出现在该基因的 5' 端 2/3 部分，常引起终止密码的出现或移码突变。这些突变预测的效应是产生截短的、无功能的 merlin 蛋白。NF2 基因突变在最常见的 3 种脑膜瘤中概率为：纤维型脑膜瘤和混合型脑膜瘤为 70% ~ 80%，上皮型脑膜瘤只有 25%。③微卫星不稳定性：微卫星不稳定性被认为是 DNA 错配修复基因突变所致。关于微卫星不稳定性在脑膜瘤中的研究正在引起关注。

第四节　中枢神经系统肿瘤易发部位

神经系统的基本结构由神经元和神经胶质构成。神经胶质起源于外胚层，主要分为星形细胞和少突胶质细胞。人类神经胶质数量是神经元的 2 倍。

星形胶质细胞主要分布于大脑皮层。少突胶质细胞占神经胶质的 70%，主要分布于大脑白质。少突胶质细胞可分为神经元周围的卫星细胞、束间细胞、血管周围细胞。星形细胞具有一个或多个足扳，贴附于邻近毛细血管内皮基膜上，构成胶质膜。星形细胞的足扳同时贴附于软膜下膜和室管下膜，形成神经系统的外界膜和内界膜。神经胶质广泛分布于神经和毛细血管间，起着支持、绝缘作用，参与损伤感染时发生的反应。

星形胶质细胞与血液及脑细胞间运输有关，少突胶质细胞与髓鞘形成有关。

神经系统肿瘤，发生于神经胶质、脑膜、血管、神经和胚胎残余组织。神经上皮组织分化的多样性，眼鼻部神经源性肿瘤和内分泌腺肿瘤的介入，丰富的脑血流量，决定了神经系统肿瘤的特殊性与复杂性。

颅脑肿瘤术前定位容易，但有些肿瘤难以定性。病理送检材料的不完整性、肿瘤的异质性，带来术中冰冻诊断难度。了解颅脑不同部位肿瘤的发生，熟知肿瘤并发部位可带来术前的全面思考和完美措施。

神经系统肿瘤占全身肿瘤的 10%，其中 85% 位于颅内，15% 位于椎管内。颅内肿瘤的 70% 分布于幕上，29% 分布于幕下。颅内肿瘤的 3/4 分布于肿瘤四大好发区，其余 1/4 散布于颅内各区。

第一易发区：额、颞、顶叶，占颅内肿瘤的 1/3。

第二易发区：蝶鞍，占颅内肿瘤的 1/6。

第三易发区：小脑脑桥角，占颅内肿瘤的 1/8。

第四易发区：小脑蚓部，占颅内肿瘤的 1/10。

神经系统肿瘤易发部位：

（1）大脑各叶：胶质瘤、脑膜瘤、转移瘤、血管肿瘤和畸形。

（2）脑室：脑膜瘤、室管膜瘤、星形细胞瘤、脉络丛乳头状瘤、表皮样囊肿、皮样囊肿。

（3）第三脑室：星形细胞瘤、室管膜瘤、皮样囊肿、表皮样囊肿、畸形瘤、松果体瘤。

（4）第四脑室：髓母细胞瘤、星形细胞瘤、脉络丛乳头状瘤、血管母细胞瘤、皮样囊肿、表皮样囊肿。

（5）松果体区（包括第三脑室后部）：生殖细胞瘤、畸胎瘤、皮样囊肿、表皮样囊肿。

（6）丘脑基底节区：星形细胞瘤、生殖细胞瘤。

（7）蝶鞍部：颅咽管瘤、脑膜瘤、生殖细胞瘤、脊索瘤。

（8）蝶骨嵴：脑膜瘤、血管外皮细胞瘤。

（9）颅、中、后凹：脑膜瘤、神经鞘瘤、皮样囊肿、表皮样囊肿、转移瘤、脊索瘤、恶性骨肿瘤。

（10）斜坡区：脑膜瘤、神经鞘瘤。

（11）脑干：星形细胞瘤、畸形瘤、生殖细胞瘤。

（12）小脑：髓母细胞瘤、星形细胞瘤、血管母细胞瘤。

（13）脑桥小脑角：神经鞘瘤、脑膜瘤、皮样囊肿、表皮样囊肿。

（14）脑膜：脑膜瘤、转移瘤、恶性肿瘤、黑变病、恶性黑色素瘤。

（15）胼胝体、透明隔：星形细胞瘤、少突胶质细胞瘤。

（16）髓内：室管膜瘤，星形细胞瘤。

（17）髓外：神经鞘瘤、脊膜瘤、转移瘤、恶性淋巴瘤。

（18）马尾：黏液乳头状室管膜瘤、转移瘤、恶性淋巴瘤、脊索瘤。

第五节　神经系统多原发肿瘤和多源发性肿瘤

多原发肿瘤（MPN）是多源发性肿瘤的特殊表现形式。1889 年，Bilroth 首次描述了多原发肿瘤：具备两个以上，除外转移的原发性肿瘤。多原发肿瘤的发病率为 3.8% ~ 6.9%，肿瘤间期呈同步性或非同步性，发生于相同或不同组织。如多发性脑膜瘤，可与胶质瘤、垂体腺瘤、神经纤维瘤病联合发生。乳腺癌与脑膜瘤的联合发生率明显升高。个别脑膜瘤内可见乳腺原发癌的转移灶，脑膜瘤常可表达孕激素受体，脑膜瘤可出现于同一个体的胶质瘤上方。

多源发性肿瘤也是一种侵袭性肿瘤，表现为局域性、孤立性、多灶性、广泛弥漫性。多原发肿瘤组织学类型相同或不同，分化、化生、结构、间质反应不同。肿瘤多中心发展，表现为同步性或部分同步性。

1896 年，Gowers 首次报道多源性胶质瘤（也称多中心胶质瘤），尸检发生率为 2.0% ~ 16.2%。

胶质瘤大多数呈浸润性生长，肿瘤与脑浸润边界区相对狭窄。肿瘤边缘脑受压变性，肿瘤恶性度越高，界线越明显。部分胶质瘤在局限型生长的同时，又具备侵袭性，如脉络丛乳头状瘤和脑室室管膜瘤。肿瘤细胞可沿 Virchow—Robin's 间隙、动脉或静脉周围空隙，相当于蛛网膜下腔向脑内延伸或沿不同的神经结构扩展，形成 Scherer 继发结构。胶质母细胞瘤约占胶质瘤的 28.6%，其中多源发胶质母细胞瘤为 5% ~ 10%，肿瘤可同时见于脑的不同部位。肿瘤可占据大脑额颞叶和三角区，经胼胝体由一侧半球至对侧，或沿神经轴突 – 穹隆、视辐射、前联合或联合纤维生长，沿纤维型通道扩散。多源发星形细胞瘤以 2 个孤立灶多见，偶见 4 ~ 5 个。

大脑胶质瘤病属广泛区域性起源，病变区结构模糊，病变弥散。不形成瘤性肿块。病变初起可同时累及双侧大脑半球，深及灰质、脑干甚至脊髓。临床病程漫长，可见低度恶性肿瘤细胞浸润，以弥散性纤维型星形细胞瘤成分为主，也可见少突胶质细胞瘤成分。以软膜下血管周围、神经元周围的细胞聚集为明显特点，可出现局灶性或多中心性发展。多源发性胶质瘤、特征性微血管增生和坏死灶之间的地理地形关系可能也是一种侵袭性。肿瘤侵及脑室、蛛网膜下隙后，发生软脑膜种植。颅内原发性肿瘤虽具转移潜能，却罕见颅外转移。

利用分子遗传学技术，可对多源性胶质瘤的不同病灶的遗传学背景进行检测，分析出各病灶之间的分子进化关系。研究发现，多个病灶之间的遗传分子靶标检测存在两种情况：①显著相关，即检测的几个分子靶标存在共同的突变位点，因此可以描画出各个病灶之间的分子进化关系。②显著不同，即检测的几个分子靶标均存在不同的突变位点。因此，学者对多灶胶质瘤的发生提出以下几种假说：①"转移"假说：多发的脑胶质瘤可能起源于同一个病灶，通过已知或未知的途径进行转移。②"二次打击"假说：肿瘤细胞在形成过程中经历了二次"致命"突变，位于室管膜下区的神经干细胞池中的神经干细胞先发生第一次突变，在其向周围脑组织的迁移分化过程中，在局部微环境的刺激下发生了第二次突变，在大脑不同的部位形成了肿瘤。③"从头发生"假说：新的胶质瘤病灶是从头发生的，与之前的胶质瘤没有遗传关系。3个假说都有一定的证据支持，但又无法解释所有的现象。不同的病理发生假说可能在疾病的不同阶段分别起优势作用。在胶质瘤发生初期，"二次打击"机制可能起主要作用，而在疾病晚期，即已经形成高度恶性的胶质瘤以后，"转移"机制可能起优势作用。有关"从头发生"假说的主要争议是，胶质瘤在人群中的发病率仅为5/10万，单个患者发生两个完全不相关的胶质瘤的概率极低，这与多中心胶质瘤的发病率不符。多中心胶质瘤分子病理机制可能在其他胶质瘤中也同样是存在的。因此，对这一少见类型胶质瘤的研究将有助于加深我们对胶质瘤这一中枢神经系统第一大恶性肿瘤发病机制的理解。

（沈阳东北国际医院　李奕，北部战区总医院　周怀伟）

第四章　神经胶质瘤的放射治疗

第一节　中枢神经系统肿瘤的放射治疗概述

中枢神经系统肿瘤是指发生于颅内和椎管内的肿瘤，分为原发肿瘤和继发肿瘤两大类。颅内的原发肿瘤是指发生于脑细胞、脑膜、脑神经、垂体、血管以及胚胎残余组织等的肿瘤。椎管内的原发性肿瘤是指椎管内的神经根、硬脊膜、脊髓脂肪细胞及血管等的肿瘤。颅内和椎管内继发肿瘤是指机体及其他部位的恶性肿瘤转移后而形成的肿瘤。根据国外资料显示，颅内原发性肿瘤年发病率为 7.4 ~ 12.5/10 万，颅内继发性肿瘤的发病率为 2.1 ~ 11.1/10 万，国内平均年发病率为 10/10 万左右。椎管内原发性肿瘤的年发病率为 1.1 ~ 2.5/10 万，颅内原发性肿瘤较椎管内原发性肿瘤的发病率一般高 3 ~ 12 倍。椎管内原发性肿瘤以良性肿瘤多见。

中枢神经系统肿瘤可以发生在任何年龄，并且有随着年龄的增加而增加的趋势，颅内肿瘤以 20 ~ 50 岁最常见，椎管内肿瘤以 20 ~ 40 岁最常见，一般男性多于女性。但神经鞘瘤、脑脊膜瘤女性高于男性，男女比例为 1 : 2 左右。

成年人和儿童的发病特点各不相同，一般儿童中枢神经系统肿瘤以后颅窝和中线部位较常见，多为低度恶性星形细胞瘤、髓母细胞瘤、室管膜瘤和颅咽管瘤。成人中枢神经系统肿瘤多发生在幕上，其中大部分发生在脑实质，如星形细胞瘤、胶质母细胞瘤。而老年人以高级别胶质瘤为多见，其他较常见的肿瘤有脑垂体腺瘤、脑膜瘤、听神经瘤等。

颅内原发性肿瘤向颅外转移较少见，但高度恶性的星形细胞瘤、髓母细胞瘤和生殖细胞瘤可以发生颅外转移。有脑脊液播散倾向的肿瘤如髓母细胞瘤、原始神经外胚层肿瘤和颅内原发性淋巴瘤及其他组织类型的肿瘤（如生殖细胞瘤、室管膜瘤）可进入脑室或蛛网膜下腔播散，在重力或脑脊液流动下，在脑实质内或椎管鞘沉积形成转移灶。

一、临床表现

1. 颅内压增高的症状与体征

90% 左右颅内压增高患者会出现头痛、呕吐、视力下降，这几个症状被称为颅内高压"三联征"。主要是因为肿瘤本身压迫或肿瘤周围水肿所产生的占位效应，甚至引起梗阻性脑积水。通常肿瘤所致的颅内压增高表现是随着肿瘤不断增大而颅内压增高的症状，缓慢进行性地表现出来，患者逐渐出现头晕、头痛，恶心、呕吐，视力障碍、神志不清等症状。但恶性胶质瘤往往增长快或肿瘤出血，因肿瘤突然增大，或堵塞脑脊液循环系统而引起急性颅内压增高症状，甚至引起脑疝，危及生命。

2. 肿瘤所致的定位症状与体征

根据颅内肿瘤所发生的部位不同，会引起相应部位的功能障碍，而表现出特定的神经定位症状与体征。

肿瘤位于额叶最常见的症状是反应迟钝、记忆力下降、思维不集中、生活无条理、随意大小便等。肿瘤位于额叶皮质活动区可引起对侧肢体偏瘫或对侧单上肢偏瘫，肿瘤位于颞叶深部和枕叶可引起视野阙如。肿瘤位于鞍区可引起视力下降、复视、视野缩小、双颞侧偏盲。肿瘤损伤丘脑可引起尿崩症、垂体功能低下、肢体肥大症、巨人症或侏儒症。男性者可引起性功能低下，女性者可引起闭经。松果体区肿瘤易引起脑脊液循环障碍，导致脑积水、步态不稳、共济失调、瞳孔对光反射迟钝、听力下降、眼颤等。肿瘤位于小脑半球可出现走路不稳、步态蹒跚、共济失调等。若患者出现腰痛、肠道或膀胱功能紊乱，提示肿瘤经脑脊液播散并累及腰大肌。

二、诊断

诊断脑肿瘤除根据颅内压增高的症状与体征、神经定位症状与体征，还要进一步行影像学检查明确诊断。

1. CT 和 MRI 检查

CT 检查目前已成为脑肿瘤诊断最常见的检查方法，它快速安全、无痛苦，可显示肿瘤生长的部位、大小、形态及与周围组织器官的关系、水肿程度等。对于因安装起搏器、体内有金属碎片或接受某种手术后体内留有金属标记夹子不能接受 MRI 检查者，CT 可作为很好的检查手段。

MRI T_1 图像上观察解剖结构强化后的区域更清晰，T_2 图像显示水肿范围更明显。当 T_2 像上的信号跨越胼胝体时，一般认为是肿瘤侵及而不是水肿。磁共振波谱成像（MRS）可以更好地区别肿瘤（浸润）与肿瘤周围水肿，肿瘤与非肿瘤病变的鉴别，有助于鉴别肿瘤治疗后复发与坏死，还有助于为制订放疗计划提供帮助，为外科手术提供信息。

2. PET/CT 检查

PET/CT 是一种功能影像技术，对中枢神经系统良性、恶性肿瘤诊断上具有重要意义，有助于外科手术切除范围及为放疗靶区精确勾画提供重要依据。

3. 脑脊液细胞学检查

对于有脑脊液播散倾向的肿瘤（髓母细胞瘤、生殖细胞瘤、颅内原发性淋巴瘤、原始神经外胚层肿瘤等）有必要进行脑脊液细胞学检查。检查的时机最好是在手术前或手术 3 周后，且没有颅压增高表现时，或找到肿瘤细胞者有脑脊液播散的时候。

三、治疗

中枢神经系统肿瘤应经过放射诊断科、神经外科、放射治疗科、神经病理科等多学科专家会诊，制订正确的治疗方案。

1. 外科手术治疗

以手术治疗为主，在保证生命安全及不损伤神经功能前提下最大范围切除肿瘤。外科手术通常分为根治性手术切除、减轻占位效应的减压手术、诊断性的活检手术及为改善因高颅压或脑积水导致的急性症状的脑脊液分流术。

2. 放射治疗

放射治疗分为常规外照射、立体定向分次放射治疗及近距离内放射治疗。

（1）放射治疗的原则：靶区确定精确，照射准确，尽量保护靶区周围正常脑组织及其神经器官，使其受到的放射量降至最低，在耐受剂量以内或免受照射。

对于进行性意识障碍、剧烈头痛、烦躁不安、颈项强直等脑疝前驱症状者不宜放疗。在放疗中出现类似症状和体征者应停止放疗，给予降低颅内压等相应治疗，待症状缓解后再考虑继续放疗。对于梗阻性脑积水所致颅压升高患者应先行减压分流术后再行放射治疗。

（2）放射治疗方式：放射治疗方式包括传统的常规外照射、三维适形放射治疗、调强放射治疗及立体定向外放放疗、立体定向内放治疗等，而三维适形放射治疗和调强放射治疗目前已成为肿瘤放射治疗的主流。

脑肿瘤一般在手术后 2～4 周，手术切口愈合后即可开始放射治疗。照射剂量通常为 45～60Gy，分割 25～30 次。多年传统的常规照射外照射技术，目前已被三维适形放疗技术及调强放疗技术所取代。现代放射治疗的特点是放射源为高能 X 线，采用固定装置的立体定向，通过 CT 或 MRI 及 PET/CT 定位，保证患者在每次照射过程中体位保持不变和每天摆位时使患者体位得到重复。比传统放疗可减少 30%～50% 正常脑组织受到高剂量照射，减少正常脑组织的受照体积与剂量，提高治疗增益，降低放射性脑损伤。以 MRI/CT 为基础的放射治疗计划可更精确地区分正常脑细胞敏感器官和病变组织，准确勾画对剂量敏感的正常组织。三维适形放疗和调强放疗可更好地保护正常脑组织。与常规放疗相比较，三维适形放疗和调强放疗计划使 95% 等剂量曲线包括的体积减小 35% 以上。大大降低三级以上脑的放射性毒性。

（3）放射治疗技术

1）脑的局部照射：通常采用面膜或其他固定系统，使患者的体位固定照射更加精准。CT 增强扫描用于治疗计划的靶区勾画剂量计算。有条件的单位还可以通过 CT/MRI 或 PET/CT 融合技术，来勾画靶区。对于不强化的肿瘤，特别是胶质细胞肿瘤，FLAIR 序列和 T_2 像可更好地显示肿瘤确切范围和水肿范围。因此对靶区的勾画更精确，照射范围做到"小而不漏"，更好地保护正常脑组织。

2）全脑照射：全脑照射是常见于脑转移瘤的放射治疗，也应用于中枢神经系统恶性淋巴瘤、大脑胶质瘤病、多灶性恶性胶质瘤及具有易向软脑膜中枢性播散倾向的其他恶性肿瘤病（如髓母细胞瘤、生殖细胞瘤等）。

全脑照射采用水平对穿照野，其下界范围包括筛板下缘、中颅窝底和枕骨大孔水平。如果是常规外照射技术需要在模拟定位机下或定片上确定照射野，同时要注意保护眼部晶体及筛板下缘、中颅窝底和后颅窝底的外扩边界。

3）全脑全脊髓照射：全脑全脊髓照射主要应用于易经脑脊髓播散的恶性肿瘤，如髓母细胞癌、室管膜癌、生殖细胞瘤、中枢神经系统恶性淋巴癌、脉络丛乳头状癌等。

传统的全脑全脊髓放疗采用头颅水平对穿全脑照射和后背部垂直野照射全脊髓。根据脊髓的长度分为一个或几个照射野。这样照射野与照射野之间的衔接处，就会出现照射剂量的"冷点"或"热点"。随着放疗技术的不断进步，开发出新的固定装置应用于临床。影像引导的放射治疗可确保每天摆位重变性，可在患者体表直接看到加速器的灯光野，便于照射野衔接处的每日调整。尤其是近年来螺旋断层放射技术的出现，能够把整个神经轴的照射完全包括在一个单独的治疗计划中完成，实现一次完成放射治疗。不存在照射野之间的衔接，使照射剂量更加均匀，消除或减少"冷点"或"热点"。

4）放射治疗的毒副反应：脑肿瘤放射治疗后发生的毒副反应，根据症状出现的时间不同分为3期：即急性期、亚急性期和晚期毒副反应。

A. 急性期：一般是在放疗进行中或放疗结束6周内，出现恶心、呕吐、照射区毛发脱落、反射性皮炎、乏力及脑水肿或肿瘤进展，接受全脑、全脊髓照射时出现放射性食管炎、白细胞减少等症状。

B. 亚急性期：亚急性毒副反应是在放疗后6周~6个月出现嗜睡、头痛、易疲劳，是由于血管内皮细胞损伤，毛细血管的通透性改变和少突胶质细胞损伤引起脱髓鞘改变，应用激素治疗有效，但难以根治，需注意与肿瘤复发相鉴别。

C. 晚期毒副反应：晚期毒副反应在放疗后半年至数年发生，常是永久性不可逆的损伤。最严重的晚期损伤是放射性坏死，应与肿瘤复发相鉴别。但二者的临床症状及影像表现非常类似，都可以表现为初始症状再次出现。原有的神经功能障碍进一步恶化及影像学上出现强化病灶、周围水肿、病灶进展表现。采用PET/CT、MRI波普成像分析等有助于鉴别放射性脑坏死和肿瘤复发。对于有症状的脑坏死患者，以手术切除治疗为主，同时联合类固醇类药物治疗。颅脑照射还可引起神经改变和认知障碍，下丘脑－垂体轴受到20Gy照射就会引起激素分泌不足。

第二节　大脑胶质瘤的放射治疗

放射治疗技术包括常规的外照射、三维适形放射治疗或调强放射治疗。

一、脑恶性胶质瘤

脑恶性胶质瘤是指世界卫生组织（WHO）分级为间变性胶质瘤和Ⅲ级或Ⅳ级的多形性胶质母细胞瘤。对于恶性胶质瘤术后放疗已成为常规。无论手术有无残留，术后均要放疗。对于不能手术或患者拒绝手术，也可行单纯放疗。对于复发的恶性脑胶质瘤也可行挽救性放疗。放射技术采用常规的外照射、三维适形放射治疗及调强放射治疗。由于肿瘤为浸润性生长，因此，不推荐 χ 刀或 γ 刀放射治疗。

放疗靶区及照射剂量的确定：放射靶区包括强化病灶周围水肿并外扩1cm的边界。当肿瘤邻近脑干、垂体、视交叉等重要结构时，要根据其重要器官的耐受剂量确定靶区。脑恶性胶质瘤目前的标准照射剂量是60Gy /30 ~ 33次。对于老年患者（＞65岁），尤其是一般状态较差、生存期有限、不能接受常规分割剂量的患者，可采用短程放疗模式。即放疗35Gy，分10次或放疗40Gy分15次完成。研究结果显示，常规分割剂量下，总剂量＜45Gy或总剂量＞60Gy均无生存获益。超分割或加速超分割放疗与常规放疗比较均无明显优势，所以照射剂量的增加和分割方式的改变，对恶性胶质瘤患者的预后无生存获益。近年来对于恶性胶质瘤患者术后放疗同步应用替莫唑胺辅助化疗，使患者的生存期有显著改善。进一步研究显示，具有 6- 甲基鸟嘌呤 -DNA- 甲基转移酶（MGMT）甲基化的患者放疗同步辅助替莫唑胺化疗后生存获益，而在 MGMT 非甲基化患者中生存无明显获益。

间变性胶质瘤是由间变性星形细胞瘤、间变性少突胶质细胞瘤和混合性胶质瘤组成的。1p 和 19q 等位基因的缺失被认为是少突胶质细胞瘤转化和进展的标志，与无疾病进展的生存期延长和化疗的敏感性有关。1p 和 19q 等位基因的缺失被认为是影响预后的最重要因素。60% 的间变性少突胶质细胞瘤患者和 50% 混合间变性少突 - 星形细胞瘤患者中有 1p 和 19q 等位基因同时缺失，而在星形细胞瘤中只有 10% 左右。对于接受 PVC 方案化疗失败的患者应用替莫唑胺治疗仍有效，客观反映率约 35%。

低度恶性胶质瘤生长缓慢，也呈浸润性生长。占原发颅内肿瘤的 15%，发病年龄为 20~40 岁，可分为纤维性和非纤维性两种。多数患者最终转变成高度恶性胶质瘤。对于低度恶性胶质瘤的治疗仍以手术为主要治疗手段。而术后放疗指征依据手术切除及术后病理类型来决定。目前多数学者主张对于低度恶性胶质瘤除儿童毛细胞型星形细胞瘤完全切除术后可不放疗外，其他均应行术后放疗。

靶区的确定与照射分割剂量：放疗前仍行头颅 MRI 检查，以此确定靶区，靶区不要过大，一般 MRI 序列显示的异常改变，边缘外放 2cm 即可。分割剂量 1.8~2.0Gy/ 日，总照射剂量 45~54Gy。CCNU 和 PCV 化疗联合放疗并未显示比单纯放疗有生存优势。

预后：对于低度恶性胶质瘤手术后加放疗，5 年生存率达 80%，10 年生存率达 60%，总体预后较好。

二、室管膜瘤

室管膜瘤占全部原发脑肿瘤的 2% 左右。室管膜瘤沿着室管膜间隙生长，通过脑脊液播散少见，主要是局部复发。手术切除是室管膜瘤主要的治疗方式，术后给予辅助放疗是标准的治疗模式。

靶区确定和照射剂量：靶区确定范围一般为瘤床和残存肿瘤外扩 1.0~1.5cm 的边界，照射剂量 54.0~59.4Gy。过去认为高度恶性和幕下的肿瘤有通过脑脊液向中枢轴播散的风险，所以主张全脑、全脊髓照射。近年来研究表明首次复发仍以局部复发为主，单纯脊髓复发的发生率很低，因此，对于全脑全脊髓 MRI 检查及脑脊液细胞学均为阴性者，对室管膜瘤患者术后只行局部放疗。有中枢神经系统播散的患者，应该行全脑、全脊髓放疗。其 5 年生存率在 70% 左右。

三、髓母细胞瘤

髓母细胞瘤主要发生在儿童，约 20% 左右发生在 2 岁以下的婴儿，肿瘤占据后颅窝或第四脑室。髓母细胞瘤的治疗模式是手术 - 术后放疗或加化疗。术后放疗是髓母细胞瘤治疗的常规模式。放射治疗靶区为全脑和全脊髓，全中枢照射剂量不应低于 36Gy，后颅窝局部加量 20Gy 左右。

该病由于多发生在儿童，儿童处于生长发育阶段，放射治疗不可避免地对儿童的生长、发育及智力造成影响，产生一定的后遗症。对于小于 3 岁的患者，术后给予化疗。有效的化学治疗方案为氮芥、长春新碱、甲基苄肼、泼尼松，可以代替放射治疗。可避免放射对患儿生长、智力的影响，同时提高生存率。

髓母细胞瘤放疗后预后相对较好，5 年生存率约 60% 左右。

四、颅内生殖细胞瘤

颅内生殖细胞瘤占颅内肿瘤的比例约为 3%，男性多于女性，发病年龄 10 ~ 30 岁，最常发生在松果体和鞍区，有时还可发生在下丘脑等部位。本病的特点是：除肿瘤的原发部位外，就是沿脑室壁生长。

由于颅内生殖细胞瘤位置深在，通常手术难以全切除肿瘤，生殖细胞瘤对放射线比较敏感，放射治疗显得尤为重要。在没有病理诊断情况下，肿瘤位于松果体等深在部位，可以采用诊断性放射治疗。可先以小剂量照射肿瘤局部，在照射剂量达 20Gy 后复查，若肿瘤接受 20Gy 照射剂量后消退明显，即可诊断为生殖细胞瘤。而对于非生殖细胞瘤类肿瘤建议手术后行放化疗。

颅内生殖细胞瘤靶区确定及照射剂量：

全脑、全脊髓预防照射剂量为全脑 30 ~ 36Gy，全脊髓为 24 ~ 30Gy。肿瘤区照射剂量为 50 ~ 54Gy。近年来大量资料研究结果提示脊髓照射对无病生存率的贡献很低，目前的放疗趋势是对于单发颅内生殖细胞瘤全脑或脑室照射 30 ~ 36Gy 后，肿瘤局部加量照射 14 ~ 20Gy 是可行的。总体 5 年和 10 年生存率达到 74% 以上，长者可生存 20 年以上，但可复发，放疗后 1 年复发率约 20%，且复发迅速，因此，放疗后应定期复查 CT。

（北部战区总医院　郭占文，沈阳东北国际医院　薛洪利）

第五章　脑胶质瘤的手术治疗

手术切除是治疗脑胶质瘤的最重要方法，恶性胶质瘤综合治疗的平均生存期一般是1年左右，单一的治疗对其很难取得良好的效果。目前，手术仍被列为治疗脑肿瘤的首选疗法。从我们对恶性胶质瘤的手术情况看，手术可解除患者颅内高压，改善患者的状况，为进一步进行放疗、化疗争取更多的时间。手术切除范围对患者的预后有很大影响。实践证明：肉眼下全切除肿瘤的患者平均生存期和5年生存率都是最高的，部分切除明显影响患者的预后。因而我们主张对恶性胶质瘤应力争全部切除肿瘤，杜绝部分切除或不切除。即使在运动区和其他重要功能区也应做到全切除肿瘤。

第一节　手术切除范围对恶性胶质瘤预后的影响

为了观察手术切除范围对恶性胶质瘤预后的影响，对自1988—1993年施行的100例恶性胶质瘤手术患者进行了随访观察。现将结果报道如下。

（一）临床资料

一般资料：100例中，男61例，女39例。年龄12~72岁，平均43.6岁。全部肿瘤均位于大脑半球。手术后病理诊断胶质母细胞瘤57例，间变性星形细胞瘤43例。

手术切除范围：肉眼下全切除肿瘤59例，次全切除7例，大部分切除32例，部分切除2例。判定标准：全切除肿瘤，术中肉眼下未见肿瘤，术后5天内及1个月后CT扫描未见肿瘤；次全切除肿瘤，术中可见残留肿瘤，术后CT扫描见肿瘤小于原肿瘤的10%；大部分切除肿瘤，术后CT扫描见残留肿瘤大于原肿瘤的10%；部分切除，仅作小部分肿瘤切除，术后CT扫描见肿瘤大部分存在。

其他治疗：全部患者术后均行放射治疗，放射量55~60Gy。所有患者术后都进行了颈动脉注射BCNU治疗，每次250mg，每6~8周1次，平均每人进行2.3次。

手术结果：全部患者被随访到1997年12月底，随访时间4年至9年3个月，生存最长者至今已9年3个月。全部患者平均生存期137.82周，中位生存期137.14周。5年生存率23.96%（23/96例），这23例中，4例在7年以上，10例在6~7年，9例在5~6年。57例胶质母细胞瘤中平均生存期118周，生存5年以上的7例，5年生存率12.7%。间变性星形细胞瘤43例，平均生存期177.3周，生存5年以上16例，5年生存率39%。

全切除肿瘤的59例中，平均生存期158.14周，5年生存率24.56%（14/57例）。次全切除7例中，平均生存期149.56周，5年生存率29%。大部分切除的32例中，平均生存期138.54周，5年生存率22.58%（7/31例）；部分切除的2例分别生存7个月和30个月。统计学分析表明：全切除肿瘤与次全切除和大部分切除相比，对预后无显著差异（$P > 0.05$）；而与部分切除相比，对预后有显著差异（$P < 0.05$）。

（二）讨论

恶性胶质瘤综合治疗的平均生存期一般是 1 年左右。单一的治疗对其很难取得良好效果，目前手术仍被列为治疗肿瘤的首选疗法。但对恶性胶质瘤，有人观察到手术切除和活检肿瘤，对预后的影响无明显差异。也有人主张对恶性胶质瘤只进行活检、去骨瓣减压，而后放疗、化疗。从我们对 100 例恶性胶质瘤的手术情况看，手术切除的范围对患者的预后有很大影响。手术可解除患者的颅内高压，改善患者的状况，争取到进一步治疗的时间。本组肉眼下全切除肿瘤的患者平均生存期和 5 年生存率都是最高的。全切除肿瘤无疑可延长患者的生存期和提高 5 年生存率；与次全切除和大部分切除相比，虽然在统计学上没有达到有意义的差异，可能与例数尚少有关。部分切除虽只有 2 例，但统计学分析显示与其他几种切除范围相比，对患者预后影响差异有显著意义，明显影响患者的预后。因而我们主张对恶性胶质瘤应力争全切除肿瘤，杜绝部分切除或不切除。即使在运动区和其他重要功能区也应力争全切除。

除了手术影响恶性胶质瘤患者预后外，随访证实肿瘤的组织类型也是影响患者预后的重要因素，这与其他作者报道的一致。本文报道在胶质母细胞瘤和间变性星形细胞瘤的治疗方法是一致的，但其平均生存期和 5 年生存率却明显不同。胶质母细胞瘤的治疗仍然是最困难的，除了手术力争全切除肿瘤外，应进一步寻找对其敏感的化疗药物，进行综合治疗。

参考文献（略）

[薛洪利. 沈阳部队医药 .1999，12（2）：151]

第二节　运动区胶质瘤的手术切除

对于脑功能区的肿瘤，希望既切除肿瘤，又保存功能。按此要求，我们于 1986 年 1 月至 1993 年 6 月对所收治的 28 例大脑运动区胶质瘤患者进行手术治疗。现将结果报道如下。

（一）临床资料

本组 28 例占同期住院胶质瘤患者的 6.5%（28/448 例），男 20 例，女 8 例。年龄为 3 ~ 65 岁。病程自 1 个月至 8 年。首发症状以肢体无力、麻木多见（共 18 例），其次为头痛、呕吐（7 例）、抽搐（3 例）。

28 例经病理证实为胶质母细胞瘤 13 例，星形细胞瘤 11 例，少枝突胶质细胞瘤 3 例，室管膜瘤 1 例。

手术治疗和结果：

全组肉眼下全切除并经术后 CT 证实 19 例，其中胶质母细胞瘤 8 例，星形细胞瘤 8 例，少枝突胶质细胞瘤 2 例，室管膜瘤 1 例；次全切除 1 例为少突；大部分切除 8 例，其中胶质母细胞瘤 5 例，星形细胞瘤 3 例。28 例中用超声外科吸引器（CUSA）及手术显微镜切除 4 例，3 例全切除，1 例大部分切除。

切除肿瘤采用以下方法：①肿瘤裸露于皮质者，切开蛛网膜后直接分离肿瘤（如用 CUSA，可不分离肿瘤，直接切除肿瘤），用吸引器沿瘤与脑的分界区小心分离，尽量做到不吸破肿瘤又不吸除脑组织。对运动区一侧肿瘤，则从瘤内切除肿瘤，直至见到脑组织为止，减少对运动区的损伤。对分界不清的一侧，以肉眼下切除肿瘤为准。对较小的肿瘤可整个切除；对较大的肿瘤则边分离边切除，以不加重脑组织损伤为原则。②如肿瘤位于皮质下，从非运动区平行于矢状窦切开皮质，找到肿瘤后分块或完整切除。③必须切开运动区时，应平行于矢状窦切开皮质，尽可能减少对运动区的损伤。④保护好中央沟静脉，切除肿瘤前注意观察该静脉与肿瘤的关系，可用棉片将其牵开或切开其两侧蛛网膜，将其游离到安全范围内保护好。⑤尽可能不牵拉组织，只用湿棉片保护好脑组织，并将棉片一端置于骨窗上，吸除部分水后，棉片可使脑组织不回缩，达到牵开脑组织的目的，避免因脑压板牵拉造成脑损伤。⑥ CUSA、手术显微镜下切除肿瘤，皮质切口小，能最大限度地切除肿瘤，而不损伤脑组织，但应注意牵拉脑组织时要轻柔，勿造成脑挫裂伤，否则会加重术后残废。

手术结果：在全切除的 19 例中，术前肢体肌力 5 级者 7 例，术后 1 天肌力 5 级者 5 例，2 级和 4 级各 1 例，后 2 例均在术后 2 周恢复正常；术前肢体肌力 2～4 级者 4 例，术后肌力无变化或好转 7 例，肌力减退 2 例，术后 2 周恢复正常；术前肌力 0 级者 3 例，术后好转 2 例，0 级 1 例，该例术后 2 周无好转。次全切除的 1 例，术前、术后肌力均为 5 级。大部分切除的 8 例中，术前肢体肌力 5 级者 2 例，术后均为 0 级，2 周后无恢复；术前肌力 2～4 级者 6 例，术后肌力无变化或好转 4 例，肌力减退 2 例，2 周后好转（图 5-1、图 5-2）。

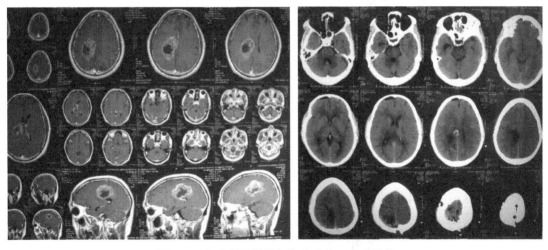

图 5-1　运动区胶质母细胞瘤术前、术后影像

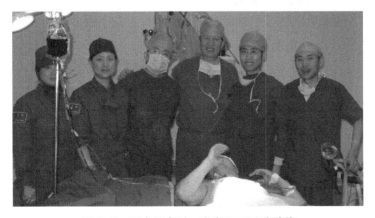

图 5-2　手术结束时，患者即可活动肢体

到 1993 年 9 月本组 17 例患者随访 3 个月至 3 年，其中肿瘤全切除 12 例，次全切除 1 例；大部分切除 4 例。17 例中有 7 例（全切除 5 例，大部分切除 2 例）已因肿瘤复发于术后 1~2 年死亡，其余 10 例中 9 例已恢复工作或学习，1 例生活自理。

（二）讨论

运动区胶质瘤的手术，以往强调以保存功能为主，对肿瘤仅进行活检或减压的姑息治疗。这样术后患者很难长期生存，而且由于肿瘤不断增大，功能也逐渐丧失，虽然给予放疗、化疗，也很难抑制肿瘤生长。因而自 1986 年 1 月起，我们对运动区胶质瘤按照既保护运动功能，又要切除肿瘤的原则进行手术治疗。

脑重要功能区胶质瘤手术的一条很重要的原则就是切除肿瘤，不损伤正常脑组织，以保存患者的功能。我们在进行运动区胶质瘤切除时，对较大肿瘤，摒除了传统的沿肿瘤边缘分离、肿瘤显露满意后再进行大块或整个切除的方法，因为这样对肿瘤周围正常脑组织损伤重，易造成脑挫裂伤，这是术后很多患者功能障碍的原因之一。我们采用分离一块、切除一块肿瘤的方法，做到不用手牵拉脑组织或稍牵开脑组织，尽量不损伤正常脑组织。术中过多地切除脑组织也是术后功能障碍的原因。我们在进行运动区内肿瘤切除时，采用先瘤内切除肿瘤，判明肿瘤与正常脑组织分界后，再将肿瘤切除。对与正常脑组织分界不清的一侧胶质瘤，做到肉眼下切除肿瘤至正常脑组织为止，这样就减少了因分离肿瘤而造成的脑损伤。

CUSA 和手术显微镜的应用，为运动区肿瘤切除提供了良好的手段。使用得当，能最大限度地切除肿瘤，而不损伤脑组织。需要注意的是术中显露肿瘤时，牵拉脑组织要轻，不要引起脑挫裂伤。

从本组 28 例手术治疗效果看，采用上述方法，基本上达到了保存运动功能的目的。本组 19 例肉眼下全切除肿瘤患者的肢体功能除 1 例 0 级外，术后大都保持术前水平，术后肌力减退者也在 2 周后得到恢复。而对于大部分切除者，术后肢体功能的保存则不及全切除者，这可能与肿瘤残留继续压迫运动区，以及手术损伤脑组织有关。这一结果与其他作者报道的一致。术后初步随访结果表明，大部分患者都恢复了工作或学习。至于能否延长患者生命，尚待继续随访观察。

总之，运动区胶质瘤的手术治疗，应做到既切除肿瘤又保护脑组织，以提高患者的生存质量，为患者的术后生活、工作以及进一步治疗创造条件。

参考文献（略）

（薛洪利．实用医学杂志．1994，10：278）

第三节　显微手术治疗外侧裂区胶质瘤

自 1990 年 1 月以来，我们对 41 例外侧裂区的胶质瘤进行了显微手术治疗，取得了良好的效果，现总结如下。

（一）临床资料

一般资料：41例中男20例，女21例。年龄6~62岁，平均20.1岁。占同期住院胶质瘤患者的5.38%（41/762例）。以头痛为主述入院的32例，癫痫8例，肢体瘫痪1例。其中4例在外院行首次手术，第二次手术入我院。肿瘤位于左侧外侧裂区15例，右侧26例。手术中证实肿瘤起源于额叶的13例，起源于颞叶的17例，分辨不清肿瘤起源于额叶或颞叶的10例，起源于岛叶的1例。

影像学：全部患者都行CT检查，其中4例行MRI检查。肿瘤直径3.0~8.0cm不等。在MRI和增强CT中有22例可以看到被肿瘤包裹的大脑中动脉。

病理：星形细胞瘤31例，其中胶质母细胞瘤7例，间变性星形细胞瘤10例，纤维型星形细胞瘤7例，其余7例未分类。混合性胶质瘤和少突胶质瘤各5例。

治疗方法：全部患者均经额颞部入路。手术在显微镜下进行，可以先从额、颞任何一侧切除肿瘤，如果肿瘤在左侧，一般先从颞叶切除肿瘤。由于该部位的肿瘤都将大脑中动脉包裹，手术的关键是将肿瘤从大脑中动脉分离、切除。如果肿瘤质软、脆，能很容易地将肿瘤切除，保护大脑中动脉；如果肿瘤硬韧，分离肿瘤则较困难，不容易完全切除肿瘤，大脑中动脉也容易受伤。本组肉眼下全切肿瘤的23例，22例是瘤质软、脆的肿瘤，1例是瘤质硬韧的肿瘤。在次全切除和大部分切除肿瘤的19例中，均是瘤质硬韧的肿瘤。其中去骨瓣减压的6例，1例为次全切除，5例为大部分切除。术后发生大脑中动脉闭塞的1例，经治疗1个多月痊愈出院。

手术结果：41例中肉眼下全切除肿瘤23例，次全切除8例，大部分切除10例。无手术死亡。

（二）讨论

目前对胶质瘤的手术治疗都采取了比较积极的态度，争取比较多地切除肿瘤，即使是在功能区也是如此。外侧裂区的胶质瘤的手术与大脑其他部位的胶质瘤手术不一样，主要是因为肿瘤与大脑中动脉关系密切，常常把大脑中动脉包裹其中，为手术增加了困难，使肿瘤难以达到肉眼下全切除。本组41例中达到肉眼下全切除的只有23例，这主要是为了保护大脑中动脉所致。如何保护好大脑中动脉成为能否全切除肿瘤的关键。

从本组手术病例看，肿瘤的质地与能否全切除肿瘤和保留大脑中动脉有很大的关系，瘤质软脆者容易达到肉眼下全切除肿瘤，而不损伤大脑中动脉。本组肉眼下全切除的23例中有22例是瘤质软脆者，而瘤质硬韧者只有1例。肿瘤硬韧常与大脑中动脉粘连紧密，肿瘤不容易自大脑中动脉分离下来，致使勉强分离肿瘤也容易造成大脑中动脉损伤，使患者术后恢复困难。

手术中的牵拉对大脑中动脉也有损伤作用，尤其是老年人因其动脉硬化，更容易损伤大脑中动脉。本组有1例，术中并没有伤及大脑中动脉，在术后却发生了大脑中动脉栓塞，在去骨瓣减压中见脑组织严重缺血，经1个多月的治疗才痊愈出院。即使在年轻患者中，对大脑中动脉的损伤也同样存在，有时表现的是比较严重的脑水肿，术后不得不去骨瓣减压，本组有3例。因而在肿瘤硬韧者中，估计术后水肿比较重者，可主动去除骨瓣，本组有 3 例。在不去除骨瓣者，我们术中也主动做颞肌下减压，对术后缓解脑水肿有利。

参考文献（略）

[薛洪利. 沈阳部队医药. 2002, 15（1）: 63]

第四节 丘脑胶质瘤的手术切除

丘脑肿瘤手术入路可以根据肿瘤的具体位置来决定，其原则是：手术入路要短，肿瘤切除要彻底，手术并发症要少。

在传统的开颅手术中，我们体会到，在丘脑前部肿瘤由于靠近外侧裂和侧脑室，可以由外侧裂或侧脑室前角入路切除。经外侧裂入路，在切除肿瘤后可以做颞肌下和切除颞极减压，有利于患者术后恢复，其缺点是在牵拉侧裂血管时易造成大脑中动脉损伤，尤其是老年人更易发生。经侧脑室前角的入路，手术路径比较长，术后反应比较重，常需去骨瓣减压。只有当肿瘤向前突入侧脑室时才用此入路。

位于丘脑中部的肿瘤，通常采用颞叶中回入路切除。因为，此入路路径最短，损伤也相对较少。

丘脑中后部肿瘤，向外常突入侧脑室三角部或向内后方突入到对侧。我们一般对靠近中线和突入对侧的肿瘤采用经顶叶入路切除，对突入侧脑室三角部的肿瘤，采用经侧脑室三角部入路切除。比较这两种入路，前者比后者路径长，对脑组织的损伤较重，术后易加重患者肢体的瘫痪。

一、丘脑肿瘤的手术治疗

丘脑部位较深，切除该部肿瘤易伤及周围正常脑组织，导致不良后果，目前对这种手术多持保守态度。沈阳军区总医院近年收治 22 例丘脑肿瘤患者，手术治疗效果较为满意。

（一）临床资料

22 例丘脑肿瘤中男 16 例，女 6 例。年龄 12～65 岁，平均 32.95 岁。其中胶质母细胞瘤 8 例，间变性星形细胞瘤 7 例，混合性胶质瘤 2 例，恶性淋巴细胞瘤、胚生殖细胞瘤、节细胞神经母细胞瘤、少突细胞瘤、毛细胞型星形细胞瘤各 1 例。

CT 证实肿瘤位于丘脑中前部 9 例，中部 2 例，中后部 11 例。肿瘤直径 3.0～7.0cm。MRI 扫描的 3 例与 CT 扫描肿瘤部位一致。

治疗方法及结果：

手术切除的标准：①肉眼下全切除：术中显微镜下未见肿瘤，术后 CT 未见肿瘤。②次全切除：术后 CT 见肿瘤残留 10% 以下。③大部分切除：术后 CT 肿瘤残留 >10%。

22 例均经显微手术切除肿瘤，其中 10 例用 CUSA 切除肿瘤。22 例中肉眼全切除 3 例；次全切除 6 例（术中去骨瓣 1 例）；大部分切除 13 例，术中去骨瓣 6 例。术后 1～3 天有 3 例去骨瓣减压，均为大部分切除患者。术后 5 天死亡 1 例，为次全切除患者。

手术入路：在丘脑前部的肿瘤中，6 例经侧裂入路，3 例经侧脑室前角入路。中部的 2 例经颞中回入路。位于丘脑中后部的 11 例肿瘤，8 例经侧脑室三角部入路（即经颞顶部皮层切口进入侧脑室三角部），3 例经顶叶入路（顶间沟处切开皮层进入侧脑室体部）。

治疗结果：22 例中术后肢体肌力与术前无变化者 16 例，术后因脑水肿死亡 1 例，死亡率 4.5%（1/22 例）。16 例中出院时可下地行走 11 例。肌力 0 级者 6 例，出院时无 1 例恢复（图 5-3、图 5-4）。

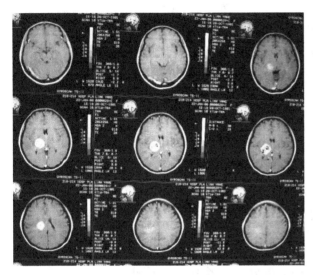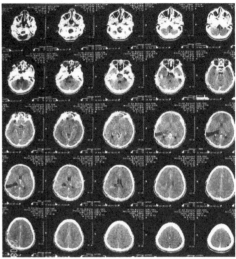

图 5-3　丘脑肿瘤术前、术后影像

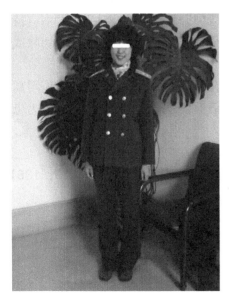

图 5-4　丘脑肿瘤术后，患者肢体完全恢复正常

手术入路与肿瘤对侧肢体瘫痪的关系：14 例经侧脑室三角部和外侧裂入路者，术后无 1 例肢体瘫痪加重，均保持术前肌力。在经额角入路的 3 例中，术后肢体肌力均为 0 级。在经顶叶入路的 3 例中，术后肌力 0 级 2 例，1 例肌力无变化。经颞中回入路 2 例，1 例术后肌力 0 级，1 例无变化。

（二）讨论

许多作者对丘脑肿瘤切除持保守态度，致使丘脑肿瘤的切除术，到目前仍是神经外科手术中一个困难课题。丘脑肿瘤手术入路根据肿瘤位置，可经侧脑室额角入路及顶后部入路。从本组情况看，这两种入路，术后患者肢体瘫痪加重。鉴于经顶后入路距丘脑肿瘤较远，我们采用了经颞顶部皮层切口进入侧脑室三角部入路，切除 8 例肿瘤，其中 1 例为左丘脑肿瘤，手术结果尚好。本入路途径短，肿瘤显露充分，更易于切除肿瘤。

丘脑前部肿瘤向前外侧已突至岛叶皮层下方者，采用经外侧裂入路切除肿瘤 6 例，术后无一侧肢体瘫痪加重。由于手术不经过脑室，术后患者反应轻，恢复快。经侧裂手术是在显微镜下切开外侧裂蛛网膜，向两侧牵开额叶、颞叶（随着肿瘤的切除，额颞间可有3.0cm直径的空间）。可见岛叶皮层沟回变平，色灰白，一般在切开皮层后即可见肿瘤。稍微显露肿瘤后，即可分块切除肿瘤。注意分辨肿瘤与正常脑组织分界，不能伤及正常脑组织，否则易加重残废。在没有CUSA的情况下，只要调整好吸引器的吸力及双极电凝器的电流，同样可以取得较好的手术效果。在本组12例没有用CUSA的患者中，有6例术后肢体功能无变化，其中1例肉眼下全切除，2例次全切除。使用CUSA时，吸力及破碎力要调节适当，较吸引器及肿瘤钳能更多地切除肿瘤，能更好地保护脑组织。显微镜是不可缺少的重要设备，既可提供良好的照明，又能清楚地辨认肿瘤及正常脑组织。

为了术后不加重肢体瘫痪，除术中不损伤肿瘤周围正常脑组织外，各种入路周围皮层的牵拉力要适当，不可造成脑挫裂伤。经额角、顶叶入路术后残废重，可能与入路距离长、牵拉重有关系。

肿瘤切除后，应严密观察20~30分钟无出血后再关颅。在1989年前，由于采用术后没有放置脑室引流管的方法，1例经三角部切除肿瘤的患者，术后5天突然死亡。术后CT扫描证实有大片脑水肿及对侧脑室扩大。可能是由于颅内压增高引起脑疝死亡。而在以后的丘脑肿瘤切除者，只要脑室开放，都将导管放置在正常脑室内引流，术后3~5天拔除，没有再发生死亡。这可能与血性脑脊液流出，减少了对脑组织刺激、减轻了脑水肿、并防止了梗阻性脑积水发生有关，这样使颅内压不致过高，有利于术后恢复。

本组术后去骨瓣减压者共11例，其中大部分切除者10例。因此我们认为：①应力争全切除肿瘤。②如不能全切除，应主动去除骨瓣减压，以免术后二次手术。

通过对22例丘脑肿瘤的手术治疗分析，我们同意段国升教授意见，对丘脑肿瘤应持积极手术治疗的态度。这是因为丘脑肿瘤可以通过手术切除，经过努力能达到全切除或次全切除的目的，并不加重患者残废。

丘脑肿瘤多为恶性肿瘤，首先使第三脑室受压，引起梗阻性脑积水，使颅内压增高（本组19例，占86.36%）。手术切除肿瘤可以疏通脑脊液循环通路，解除颅内高压。为患者进一步治疗争取时间，延长患者的生存时间。

参考文献（略）

（薛洪利．解放军医学杂志．1994，19：136）

二、锁孔手术经侧脑室三角部前侧壁入路切除丘脑肿瘤

（一）手术适应证

（1）诊断为丘脑肿瘤，且肿瘤位于丘脑的中后部生长。
（2）体力允许手术，且切口周围皮肤正常者。
（3）拒绝放射治疗者。

（二）手术步骤

本手术的体位、开颅和关颅步骤和丘脑肿瘤手术一样，不同的是本手术只经侧脑室前壁到达丘脑，而不进入脑室内，有利于术后恢复。

患者麻醉与体位：气管内插管，全身麻醉。采用侧卧位，肿瘤侧在上。

皮肤切口：在肿瘤侧颞、顶、枕部，以侧脑室三角部穿刺点为中心，弧形皮肤切口。

颅骨窗：以侧脑室三角部穿刺点为中心，做一个 3.0cm×3.0cm 骨窗。

硬脑膜切开："十"字形切开硬脑膜，达骨窗边沿。

显露及切除肿瘤：切开硬脑膜后，用脑室穿刺针穿刺侧脑室三角部，成功后，沿穿刺针孔电凝、切开大脑皮层，直径 2.0～3.0cm。边电凝切除皮层，边止血，循穿刺针孔、沿侧脑室三角部前壁进入到丘脑（图 5-5），一般在离皮质下 2.0cm 以上可以发现肿瘤。用 CUSA 或取瘤钳分块切除肿瘤。在切除肿瘤时注意保持术野干净，始终沿着脑室壁切除肿瘤。有时可能切破脑室壁，可用止血海绵、棉片予以保护，不要让血液进入脑室内。肿瘤切至第三脑室侧壁和正常脑组织即可（图 5-6）。肿瘤切除后，止血要彻底，可在血压提高到 120mmHg 以上后，观察 20 分钟以上无出血时再关颅。

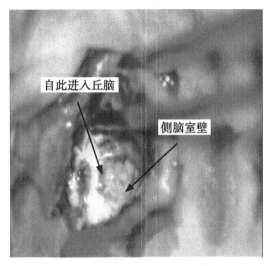

图 5-5　自侧脑室前壁进入（又见彩图）

在术中尽量不用脑压板牵拉脑组织，大多可用盐水棉片将脑组织牵拉开。如果用脑压板牵拉脑组织，可用 2 号脑压板牵拉，同样要在 15 分钟左右移动脑压板的位置，使脑组织的损伤减到最低限度。根据手术进度，不断调动显微镜角度，始终保持良好的照明。

关颅时，硬脑膜要解剖缝合，颅骨瓣用颅骨锁固定或用生物胶固定。常规缝合皮肤。

本手术入路是我们首次报道的，适合于肿瘤位于丘脑中后部者。从解剖上看，侧脑室三角部前壁与颞叶干净、清晰。由于丘

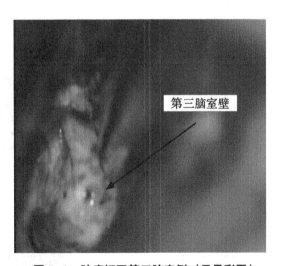

图 5-6　肿瘤切至第三脑室侧（又见彩图）

脑胶质瘤瘤质多为中等偏脆，有的供血十分丰富，切除肿瘤如术野模糊，造成被动；最后注意不能因为牵拉脑组织而造成脑组织损伤，增加术后发生脑水肿甚至出血的机会。由于丘脑肿瘤的手术入路较深，为了防止在牵拉脑组织时可能造成脑组织损伤，我们尽量不用脑压板牵拉脑组织，而用生理盐水棉片将脑组织牵拉开。

对于脑内深部肿瘤手术，止血是非常重要的步骤。尤其是直径小于 1.0mm 的小动脉出血，常常是在手术即将结束、升高血压时发生，这可能是在切除肿瘤时已经完成止血，但由于止血不彻底，当血压升高时发生出血。这种出血有时止血非常困难，还可能因为追踪止血吸出过多的出血点周围脑组织，影响术后患者的功能甚至生命。有时为了显露出血点

牵拉脑组织过重，造成脑组织损伤。即使手术后患者昏迷，CT显示广泛的脑挫裂伤、脑水肿甚至脑出血。当发生此种情况时，我们的做法是：用蛇皮拉钩显露好出血点，用小棉片和细小吸引器吸除出血，显露出血小动脉及其破口，用较弱电流电凝出血小动脉止血，不要将电凝镊子直接夹闭在出血口上，这样基本可以完成止血；但有时由于出血动脉壁不正常，上述电凝止血不能完成止血，可以将出血动脉与周围脑组织一同夹闭止血，即可完成。在完成止血时，电凝镊子的使用十分重要，夹闭出血动脉时不可使两个镊子靠在一起，夹闭过紧，造成电流短路和夹碎血管壁。要记住间隙放电的物理现象，两支镊子之间留有一定的间隙，根据出血血管的大小，一般1.0～2.0mm即可（这个动作需要长期训练，才能熟练、自然做出）。这样可以更好地电凝血管，也不会夹碎血管壁（图5-7～图5-9）。

锁孔手术经侧脑室三角部入路切除丘脑－基底节区肿瘤需要注意的问题是：

（1）在牵拉脑组织时不要造成损伤。

（2）止血一定要彻底，如果发生术后出血，造成二次手术，后果不良。

（3）根据术野情况，不断调整显微镜角度，始终保持良好的照明。

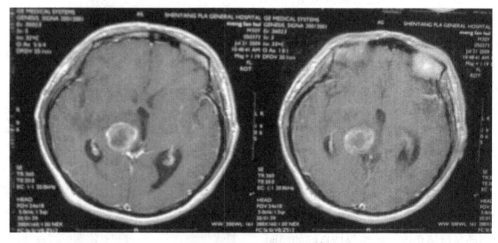

图 5-7　丘脑肿瘤手术前影像

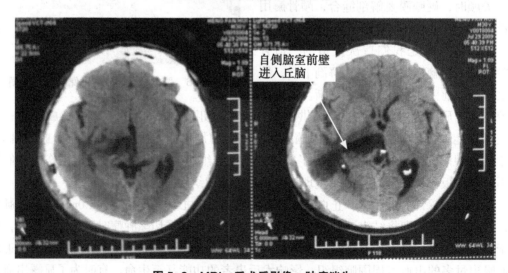

图 5-8　MRI：手术后影像，肿瘤消失

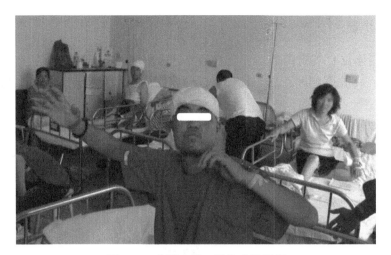

图 5-9　术后 3 天，肢体功能正常

第五节　锁孔技术治疗丘脑 – 基底节区肿瘤

丘脑 – 基底节区的肿瘤因其位置深，周围结构重要，手术极易伤及周围正常脑组织，或因术后脑出血、水肿，常导致不良后果，甚至死亡。因而，仍是神经外科手术中一个具有挑战性的手术。

丘脑 – 基底节区肿瘤的手术入路，可以根据肿瘤具体位置来决定，其原则是：手术入路途径要短，肿瘤切除得要完全，手术的并发症要少。

在过去的开颅手术中，我们体会到，丘脑前部和基底节区的肿瘤由于靠近外侧裂和侧脑室，可以由外侧裂或侧脑室的前角入路切除。

因为丘脑 – 基底节区肿瘤大多是恶性肿瘤，瘤质多为中等偏脆，有的肿瘤供血十分丰富，切除肿瘤时应在手术显微镜下分块切除，及时止血，保持术野干净、清晰。超声震荡吸引器（CUSA）有助于肿瘤的切除，但对供血丰富的肿瘤止血不利。

丘脑 – 基底节区肿瘤的手术入路较长，为了防止牵拉脑组织时可能造成脑组织损伤，术后发生脑水肿甚至出血，在术中，我们尽量不用脑压板牵拉脑组织，而将生理盐水棉片的一端放于骨窗沿，吸出部分水分，起到牵拉作用，将脑组织牵拉开。如果用脑压板牵拉脑组织，一般在 15 分钟左右改变脑压板的位置，或停用 3 ~ 5 分钟，使牵拉脑组织的损伤减到最低限度。

一、锁孔手术治疗丘脑 – 基底节区肿瘤

（一）手术适应证

（1）诊断为丘脑 – 基底节区肿瘤，且靠近侧脑室三角部生长。

（2）体力允许手术，且切口周围皮肤正常者。

（3）拒绝放射治疗者。

（二）手术步骤

患者麻醉与体位：气管内插管，全身麻醉。采用侧卧位，肿瘤侧在上。

皮肤切口：在肿瘤侧颞、顶、枕部，以侧脑室三角部穿刺点为中心，做弧形皮肤切口（图 5-10）。

颅骨窗：以侧脑室三角部穿刺点为中心，做一个 3.0cm×3.0cm 骨窗（图 5-11）。

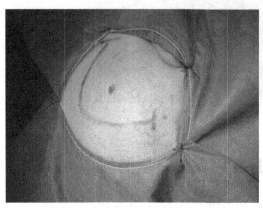
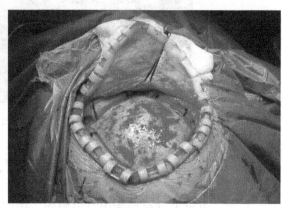

图 5-10　皮肤切口线（又见彩图）　　　　图 5-11　颅骨骨窗（又见彩图）

硬脑膜切开："十"字形切开硬膜，达骨窗边沿（图 5-12）。

显露肿瘤：切开硬脑膜后，用脑室穿刺针穿刺侧脑室三角部（图 5-13），成功后，沿穿刺针孔电凝、切开大脑皮层，直径 2.0～3.0cm。边电凝切除皮层，边止血，进入侧脑室三角部（图 5-14）。

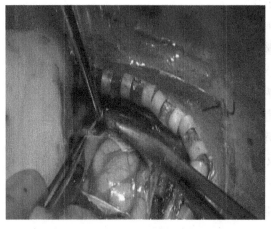
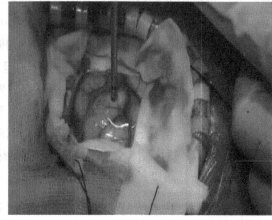

图 5-12　十字切开硬脑膜（又见彩图）　　　图 5-13　脑室针穿刺侧脑室（又见彩图）

此时，可以看见肿瘤自侧脑室内侧壁突入侧脑室。电凝切开侧脑室内侧壁即可看见肿瘤。此时，注意牵拉好皮层切口。我们在术中尽量不用脑压板牵拉脑组织，大多可用生理盐水棉片将脑组织牵拉开。如果用脑压板牵拉脑组织，可用 2 号脑压板牵拉，一般在 15 分钟左右移动脑压板的位置，或停用 3～5 分钟，使脑组织的损伤减到最低限度。

术中根据手术情况，不断调动显微镜角度，始终保持良好的照明。

切除肿瘤：用 CUSA 或取瘤钳分块切除肿瘤（图 5-15）。在切除肿瘤时，要注意止血，始终保持术野干净、清晰，以利于手术进行。待肿瘤体积缩小后，提起肿瘤壁，小心分离、电凝、切断瘤周围供应和引流血管。在瘤 - 脑分界不清处，将肿瘤切至正常脑组织为止。在切除丘脑肿瘤时，要切除肿瘤至第三脑室壁，必要时切除第三脑室壁，进入第三脑室内。在切除肿瘤时，要不断地调整显微镜，使术野始终保持清楚。肿瘤切除后，止血要彻底，可在血压提高到 120mmHg 以上后，观察 20 分钟以上无出血时再关颅。

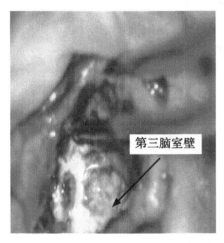

第三脑室壁

图 5-14 进入侧脑室三角部（又见彩图）

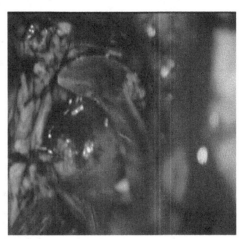

图 5-15 取瘤钳取瘤（又见彩图）

关颅时，硬脑膜要解剖、严密缝合或用筋膜修补（图 5-16）。颅骨瓣用颅骨锁固定或用生物胶固定（图 5-17）。常规缝合肌肉（图 5-18）、皮下和皮肤（图 5-19）。

经侧脑室三角部入路切除侧脑室肿瘤，只是把该部位传统手术范围缩小。骨窗直径由原来的 6.0 ~ 8.0cm 缩小到直径 3.0cm。脑皮质的切口直径 2.0 ~ 3.0cm，与原来的基本一样。显露的术野与原来的一样，只是骨窗对皮质显露的范围比原来的小，由于切口小，并用棉片牵拉脑组织，减少了对脑组织的损伤，减轻了脑水肿，有利于患者术后的恢复（图 5-20、图 5-21）。

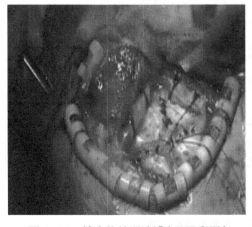

图 5-16 缝合修补硬脑膜（又见彩图）

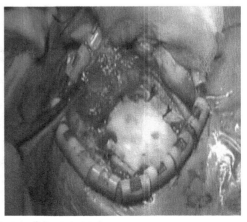

图 5-17 恢复骨瓣（又见彩图）

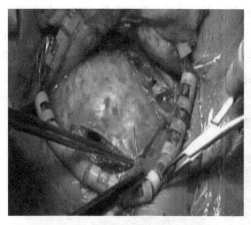

图 5-18 缝合肌肉（又见彩图）

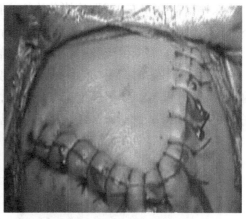

图 5-19 缝合头皮（又见彩图）

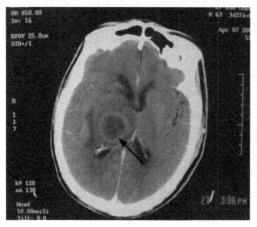

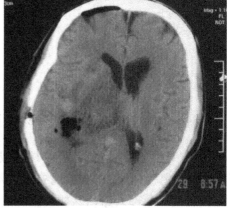

图 5-20 CT 显示丘脑术前胶质瘤和术后肿瘤切除。箭头处为胶质瘤

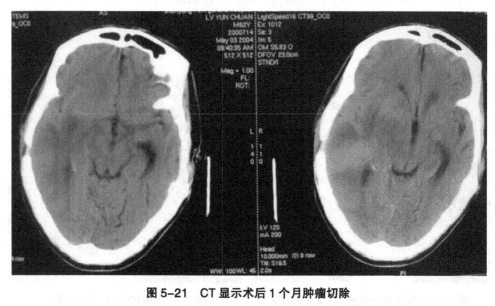

图 5-21 CT 显示术后 1 个月肿瘤切除

二、显微手术治疗丘脑－基底节区肿瘤

自 1986 年 1 月起我们对 46 例丘脑－基底节区肿瘤进行显微手术治疗，取得了比较满意的效果，报道如下。

（一）临床资料

46 例中男 32 例，女 14 例。年龄 8～75 岁，平均 34.2 岁。以头痛、呕吐为首发症状 36 例，肢体瘫痪 8 例，抽搐和性早熟各 1 例。

46 例中 34 例行 CT 检查，4 例行 MRI 检查，8 例行 CT 和 MRI 检查。CT 或 MRI 证实肿瘤位于丘脑的 34 例（位于丘脑前部 13 例，中部 3 例，中后部 18 例）；基底节区 6 例；丘脑－基底节区 6 例。肿瘤直径 3.0～8.0cm。

病理证实：胶质母细胞瘤 17 例，间变性星形细胞瘤 14 例，混合性星形细胞瘤 5 例，胚生殖细胞瘤 4 例，恶性淋巴瘤 2 例，节细胞神经母细胞瘤、少突细胞瘤、毛细胞型星形细胞瘤和纤维型星形细胞瘤各 1 例。

手术治疗及结果：位于丘脑前部、基底节区和丘脑－基底节区的肿瘤 25 例，经侧脑室前角入路切除肿瘤 6 例，经外侧裂入路 19 例；25 例中 11 例肿瘤全切除（去骨瓣 2 例）；14 例大部分切除（去骨瓣 5 例）。对位于丘脑中部的 3 例，经颞叶中回入路全切除 1 例；次全切除 2 例（去骨瓣 1 例）。对位于丘脑中后部的 18 例，经顶叶入路切除肿瘤 5 例，全切除 2 例，次全切除 2 例，大部分切除 1 例。经侧脑室三角部入路 13 例，全切除 8 例，次全切除 2 例（死亡 1 例），大部分切除 3 例（去骨瓣 2 例）。术后 1～3 天因脑水肿去骨瓣 3 例，脑出血去骨瓣 1 例。

本组术后肢体肌力与术前无变化的 43 例，可以下地行走的 37 例。术后肢体瘫痪加重的 3 例，其中 2 例昏迷，1 例 2 周后清醒，1 例出院后 1 个月死于肺炎。

本组除 1 例术后 5 天因脑水肿死亡外，其余 45 例中 36 例随访 6 个月至 11 年。1 例丘脑胶质母细胞瘤手术后因肿瘤复发先后又经过 4 次开颅切除肿瘤，经过放疗、化疗和各种免疫治疗，至今已生存 84 个月。1 例丘脑毛细胞型星形细胞瘤手术后至今已 10 年半没有复发。其余患者除 1 例出院 1 个月后死于肺炎外，大都在 2 年内因肿瘤复发死亡。

（二）讨论

丘脑－基底节区肿瘤因其位置深，周围结构重要，手术易伤及周围正常脑组织，或因术后脑出血、水肿，常导致不良后果，甚至死亡，因而仍是神经外科手术中一个有挑战性的课题。

丘脑－基底节区肿瘤的手术入路可以根据肿瘤的具体位置来决定。在丘脑前部和基底节区的肿瘤由于靠近外侧裂和侧脑室，可以由外侧裂（本组 19 例）或侧脑室前角（6 例）入路切除。经外侧裂入路在切除肿瘤后可以做颞肌下和切除颞极减压，有利于患者术后恢复，其缺点是在牵拉侧裂血管时易造成大脑中动脉拉伤，尤其是老年人更易发生。经侧脑室前角入路手术路径比较深，术后反应比较重，常需去骨瓣减压，只有当肿瘤向

前突入侧脑室时才用此入路。位于丘脑中部的肿瘤通常采用颞叶中回入路切除，丘脑中后部肿瘤向外常突入侧脑室三角部或向内后方突入对侧。我们对 5 例靠近中线和突入对侧的肿瘤采用经顶叶入路切除，对 13 例突入侧脑室三角部的肿瘤采用经侧脑室三角部入路切除肿瘤。比较这两种入路，前者比后者路径长，对脑组织的损伤较重，术后易使患者的肢体瘫痪加重。

由于丘脑 – 基底节区肿瘤大多是恶性肿瘤，瘤质多为中等偏脆，有的供血十分丰富，切除肿瘤时应在手术显微镜下分块切除，保持术野干净、清晰。超声震荡吸引器（CUSA）有助于肿瘤的切除，但不利于供血丰富肿瘤的止血。

由于丘脑 – 基底节区肿瘤的手术入路较深，为了防止在牵拉脑组织时可能造成脑组织损伤，术后发生脑水肿甚至出血，我们在术中尽量不用脑压板牵拉脑组织，而用盐水棉片将脑组织牵拉开。如果用脑压板牵拉脑组织，一般在 15 分钟左右移动脑压板的位置，使脑组织的损伤减到最低限度。如果术中因出血造成脑组织牵拉过重，术后主动去除骨瓣。

参考文献 （略）

[薛洪利．临床神经外科学杂志．2004，1（2）：80]

第六节　显微手术治疗延髓胶质瘤 12 例报告

自 1986 年以来，我们共进行 12 例延髓胶质瘤的显微手术治疗，效果比较满意，现报道如下。

（一）临床资料

12 例中男 5 例，女 7 例。年龄 11 ~ 51 岁，平均 18.4 岁。病史 2 周至 1 年。其中首发症状以头疼为主的 10 例，以走路不稳为主的 2 例。12 例中单行 CT 检查的 10 例，行 MRI 检查的 2 例，同时进行 CT 和 MRI 检查的 3 例。CT 表现为高密度影的 5 例，混合密度影的 2 例，等密度影的 1 例，低密度影的 2 例；10 例中做增强扫描的 4 例，均匀增强的 1 例，不均匀增强的 1 例，环行增强的 1 例，均为星形细胞瘤，不增强的 1 例是室管膜瘤，肿瘤直径 3.0 ~ 5.0cm。在 MRI 扫描的 5 例中，T_1 为略高信号的 2 例，混合信号的 2 例，低信号的 1 例。肿瘤起源于延髓左侧的 1 例，右侧的 2 例，双侧的 9 例。病理为星形细胞瘤和室管膜瘤各 6 例。

手术治疗和结果：12 例中均经枕下正中入路，术中可见肿瘤自中孔突出，最长直径可达 3.0cm。颜色有红色、灰色不等。一般不需切开下蚓部，稍加显露，即可切除肿瘤。在牵拉小脑时要注意轻柔，以免术后造成不良后果。手术在显微镜下进行。室管膜瘤一般质地中等偏软，侵及延髓比较浅，大多能做到全切除。在分离、牵拉延髓处肿瘤时会引起患者的呼吸、心率的改变，此时应动作轻柔并和麻醉师合作，减少延髓的损伤。在处理出血点时，要用小电流准确止血。如果实在难以止血，可以用医用生物胶覆在一点明胶海绵上盖在出血处，以不出血为原则，以免伤及延髓。星形细胞瘤是由延髓内生长出来的，在手术时以不伤及正常延髓组织为原则，先行瘤内分块切除到正常脑组织，对分界不清、粘连紧密的肿瘤，不要勉强切除。使用 CUSA 有利于肿瘤的切除，本组有 3 例使用 CUSA 切除肿瘤。12 例中全切除 7 例，其中 6 例为室管膜瘤；大部分切除 3 例，次全切除 2 例，均为星形细胞瘤。12 例中没有因手术死亡的，得到随访的有 10 例，术后 3 个月死于肺炎的 1 例；术后 4 年、6 年死于肿瘤复发的各 1 例；1 例星形细胞瘤患者，术后发生呼吸、循环障碍，经治疗 2 年后恢复生活自理，但仍行走不稳（图 5-22、图 5-23）。

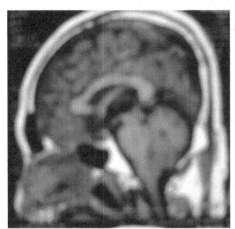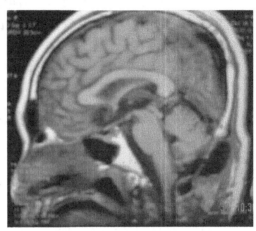

图 5-22 延髓星形细胞瘤术前、术后影像

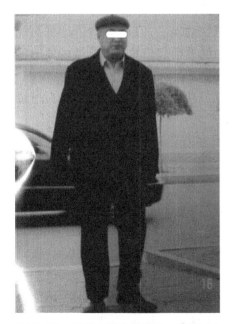

图 5-23 患者术后恢复正常，生存 15 年，由于颅内、椎管内肿瘤广泛种植，于 2019 年 9 月死亡

（二）讨论

脑干肿瘤一般分为外生型和非外生型，还有其他分型。本组 12 例属于外生型的，适合手术切除。国内对脑干肿瘤治疗的报道较多，王忠诚等还对延髓肿瘤手术对呼吸的影响做了详细的报道。

延髓肿瘤手术最常引起呼吸功能、循环功能、吞咽功能的改变和消化道出血，其中以呼吸功能障碍治疗最为困难。术中防止和术后治疗这些并发症，是保证延髓肿瘤手术效果的关键。许多学者都报道了脑干肿瘤手术很好的经验。延髓肿瘤手术报道不多，我们体会到术前应对手术有一个正确的估计，对自延髓内生长的肿瘤，在麻醉上应保留呼吸，并做好术后气管切开的准备；手术必须在高倍显微镜下进行（我们常用 16 倍），这样才能更清楚地看清肿瘤的分界和正常脑组织，有利于减少延髓的损伤。术前行脑室外引流，有利于术后引流血性脑脊液，降低颅内压，改善脑血流、脑水肿，减少对脑干的压迫。手术中除了分块自瘤内切除肿瘤外，在处理肿瘤和脑组织分界处时，应注意患者呼吸的改变，大多表现是呼吸变慢，甚至是呼吸停止，此时应该停止手术，观察呼吸恢复的情况，如果呼吸恢复得良好，可以继续手术，否则停止手术。对于脑干的出血，应用小电流电凝止血，并及时用生理盐水冲洗降温。如果止血困难，可用明胶海绵蘸少许医用生物胶粘贴出血处或直接将医用生物胶滴在出血处，效果也很好。我们全部修补颅后窝硬脑膜，这可以减少血液对脑组织的刺激，减少颅后窝的粘连。修补材料都取之颅后窝的浅筋膜。术后发生呼吸障碍的5例，都是延髓星形细胞瘤，5例均行气管切开，其中间断使用呼吸机的1例。5例都发生吞咽困难，其中1例3个月后治愈，对咳嗽反射减弱严重者，可采用带气囊的气管插管防止误吸。

参考文献（略）

[薛洪利. 解放军医学杂志. 2002，27（10）：864]

第七节　经锁孔额下－终板入路切除丘脑下部胶质瘤

丘脑下部或称下丘脑，位于丘脑的前下方，是人类的自主神经中枢，即大脑皮质下的自主神经中枢，是维持生命的基本中枢，控制着与内脏相关的各种活动。功能十分复杂，它控制着人的意识，昏迷还是清醒；它控制着内脏活动，如心率的快慢、呼吸有无或是正常、食欲如何、消化道是否溃疡、出血，人体的胖瘦，尿量的多少，人体内电解质是否紊乱，睡眠是否正常，血压和血糖的高低；它是体温的调节中枢，如果发生异常，可以出现体温过高或过低的现象；它是内分泌与情绪、行为之间维持平衡的中枢，其细胞可以合成和分泌激素，影响着人类的生长和繁殖，等等。一切人类的自主性活动都由它来支配。由于丘脑下部区域很小，约 $1cm^2$ 大小，重量仅约4g，所以，一个小小的病灶常可伤及多个神经中枢，出现多种症状，且大多是致命的。引起丘脑下部病变的原因很多，可以是炎症，也可以是肿瘤。

肿瘤通过手术有可能治愈，目前国内尚无他人手术成功的报告，仅笔者曾经报道过1例，经手术治疗痊愈。现就这1例的手术情况报道如下。

临床表现：患者，女，38岁，病案号：614789。月经紊乱5年，停经2年，血糖升高3年，近半年双眼视力下降明显。2013年1月18日出现"糖尿病危象"，在某医院住院治疗，并行头部MRI检查，提示鞍上占位病变。但无头痛，无泌乳，无多饮多尿，无手足增大以及肥胖等。于2013年2月22日为求手术治疗入笔者医院。

体格检查：患者一般情况尚可，无明显肥胖，无泌乳，无肢端肥大。体温：36.0℃，脉搏：97次/分，呼吸：20次/分，血压：98/73mmHg。视力右侧0.4，左侧0.8；视野正常。化验检查：治疗后空腹血糖7.55mmol/L，尿比重1.005。

术前平扫MRI（图5-24）：蝶鞍略扩大，鞍底未见下陷，垂体显示较薄，垂体窝内充满长 T_1、长 T_2 信号影；垂体柄后部明显增宽，丘脑下部 T_1 等信号，第三脑室前下方见不规则 T_1、T_2 等信号影。术前增强MRI：增强扫描见丘脑下部明显强化，大小 $1.5\,cm \times 2.0\,cm \times 1.8\,cm$。第三脑室及幕上脑室大小正常。

入院诊断：①丘脑下部占位性病变。②糖尿病。③空蝶鞍。

2013年2月26日：锁孔经额下行丘脑－终板入路肿瘤切除术。

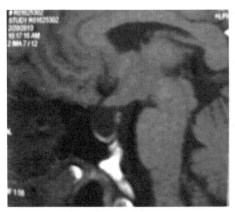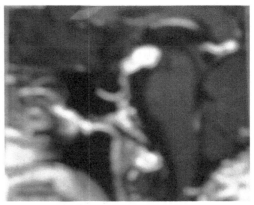

图 5-24　术前 MRI（又见彩图）

右额弧形皮肤切口，铣刀呈 2.0cm×4.0cm 游离骨瓣。硬膜张力一般，剪开并悬吊硬膜。抬起右额叶达视神经，撕开鞍上池蛛网膜、解剖侧裂池，放出脑脊液。显微镜下见双侧视神经及视交叉呈黄色，视交叉后部明显隆起，呈蓝色（图 5-25）。电凝切开视交叉后部终板（图 5-26），见肿瘤为灰、红、黄色，质地极韧，供血较丰富。肿瘤起源于垂体柄根部，并将其压迫向右前方。乳化超声刀、手术刀及显微剪刀交替行瘤内分块切除肿瘤，肿瘤后部与脑组织粘连较轻，小心分离，予以完全切除。术中注意保护双侧视神经、大脑前动脉及前交通动脉。共切除肿瘤大小约 2.0cm×2.0cm×1.5cm。术中尿量 350mL，呈淡黄色（说明无尿崩），未输血。

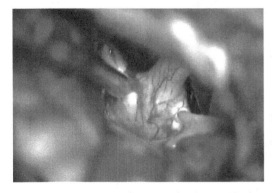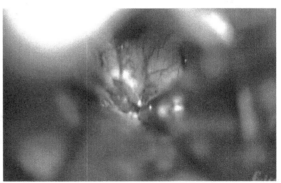

图 5-25　视交叉后部呈淡蓝色（又见彩图）　　　图 5-26　切开终板，可见肿瘤（又见彩图）

术后病理诊断：胶质瘤（图 5-27）。

术后经历高血糖（图 5-28 ~ 图 5-30），对症治疗 15 天，好转；术后第 2 天出现心率 100 次 / 分钟以上，同样对症治疗 7 天正常；术后第 3 天出现低血压，经多巴胺治疗 14 天正常；术后第 2 天出现高血钠、高血氯（图 5-31、图 5-32），给予限钠、排钠和稀释血中钠，治疗 5 天正常；同时出现意识蒙眬，随着高血钠、高血氯正常，意识好转、正常。术后第 2 天出现

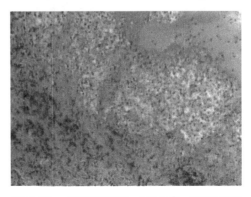

图 5-27　术后病理图片（未分类，又见彩图）

高热，经降温治疗 4 天好转。术后患者没有出现明显尿崩（图 5-33），且尿比重逐渐正常，没有出现消化道出血。术后 20 天月经来潮，视力恢复正常，于 3 月 25 日出院。

本例术后诊断丘脑下部胶质瘤（病理未分类），手术前曾考虑是胶质瘤或是颅咽管瘤，曾建议患者行放射治疗，遭到患者和家属的拒绝，而自愿选择手术治疗。丘脑下部肿瘤的手术治疗鲜有存活者，反复与患者和家属交代并经院领导批准后行手术治疗。

本例手术的难点是如何切除肿瘤而不伤及周围正常脑组织，使患者存活下来。为达此目的，我们选择锁孔显微微创手术经额下 - 终板入路切除肿瘤，此入路有如下优点：①损伤小，入路近且熟悉。②可以直接接近和显露肿瘤而不伤及其他组织。手术结果证实如此。

入路的选择正确，只是手术成功的开始，关键是要切除肿瘤使患者生存。多种手术入路可以到达下丘脑，如胼胝体入路、翼点入路和额下入路等。

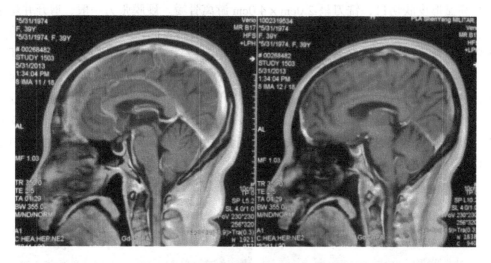

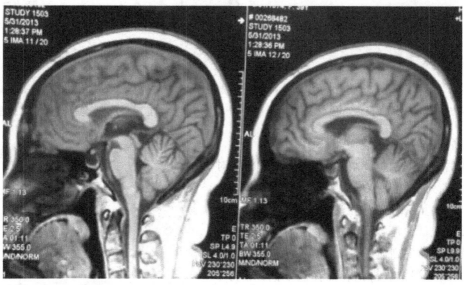

图 5-28　术后增强 MRI：术后 100 天，头 MRI 平扫、增强显示，丘脑下部肿瘤消失

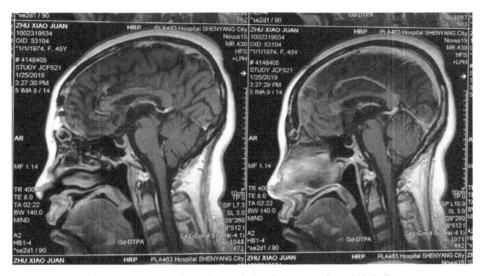

图 5-29　2019 年（术后 6 年），复查 MRI 未见肿瘤复发

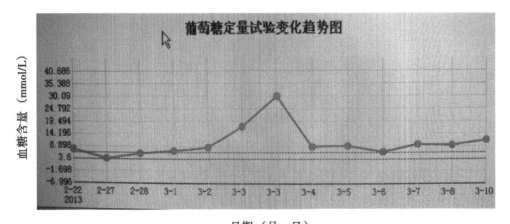

图 5-30　术后血糖变化曲线

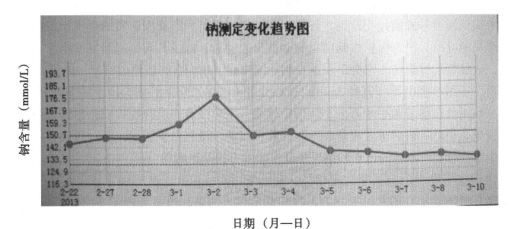

图 5-31　术后血钠变化曲线

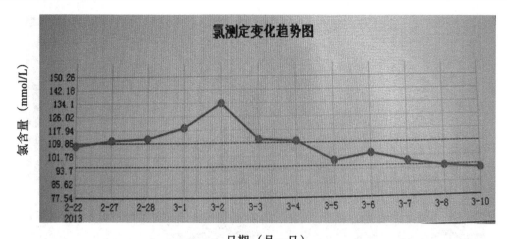

图 5-32 术后血氯变化曲线

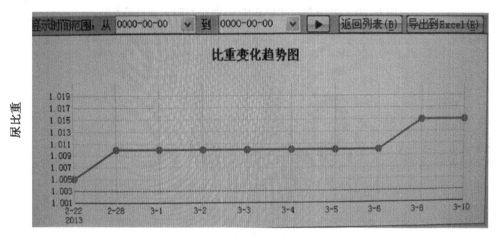

图 5-33 术后尿比重变化曲线

K.Majchrzak 等曾报道经胼胝体 – 终板入路切除丘脑下部原发肿瘤 2 例，取得良好效果。手术中应认真分辨肿瘤侵犯范围，仔细剥离，切勿损伤肿瘤周围正常的脑组织。在经额下入路牵拉额叶时，注意保护大脑前动脉和前交通动脉，以及其向第三脑室发出的下丘脑穿动脉，该处穿动脉损伤，则会出现下丘脑功能障碍。我们在终板池仅打开一个直径约 5mm 的切口，用细小吸引器（直径 3mm）、肿瘤钳和 CUSA 来切除肿瘤。由于肿瘤硬韧，CUSA 无效，而用显微剪刀和手术刀分小块切除肿瘤。术中没有伤及肿瘤周围正常脑组织和视神经及视束。切除肿瘤后患者尿量 350mL，颜色淡黄，没有发生尿崩，当时我们觉得这个患者有生存的希望。术后的过程和结果也证实手术方法是正确的。

术后患者发生丘脑下部功能紊乱，我们采用对症治疗，获得满意效果。由于电解质紊乱是丘脑下部损伤的常见并发症，我们的治疗方法是，当患者出现高血钠、高血氯时，采取限钠、排钠、稀释血钠的方法来治疗，即减少钠的输入或禁钠，采用呋塞米排钠，口服白开水稀释血中的钠。本例仅治疗 5 天，血钠即正常。

本例术前糖尿病 3 年且因糖尿病危象住外院，据患者述说，胰岛素一次用到 100U

也无效。在其肿瘤切除后，血糖控制得非常满意，且月经来潮。这说明治疗肿瘤是根本。

目前患者已经健康生存 6 年，由于在丘脑下部肿瘤术后，瘤床周围的慢性损伤，对患者的内分泌功能是有影响的，现在，患者每天需要补充：甲状腺素、糖皮质激素和胰岛素，但没有尿崩。复查增强磁共振未见肿瘤复发。

第八节　锁孔技术切除小脑蚓部髓母细胞瘤

髓母细胞瘤是一种极度恶性的肿瘤，是胶质瘤中最恶性的肿瘤之一。其来源于胚胎残留组织，生长在小脑蚓部，侵犯范围较广，常累及小脑、第四脑室，甚至脑干。肿瘤可沿蛛网膜下腔转移，侵犯颅内其他部位和脊髓蛛网膜下腔。肿瘤对放射治疗很敏感。其分辨率占颅内神经上皮肿瘤的 4.0% ~ 8.0%，占颅内肿瘤的 1.8% ~ 6.5%。发病年龄多在 20 岁以内，以青少年为多，平均 14 岁，男女发病比例约为 2∶1。

（一）临床表现

患者起病较急，常以颅内高压症状入院，大多有强迫头位及共济失调。

（二）影像学检查

CT：平扫肿瘤边界清楚，高密度占 2/3，少数为等密度，低密度很少见。肿瘤内出血密度很高，约 46% 的肿瘤周围有脑水肿。增强扫描，肿瘤呈均匀性强化，CT 值 10 ~ 20HU，肿瘤坏死区不增强。

MRI：肿瘤在 T_1WI 常呈稍低或等信号，T_2WI 信号多变，可以为低信号、等信号或稍高信号，若肿瘤内部出现囊性变，则可见相应 T_1WI 低信号和 T_2WI 高信号的改变。肿瘤边界较清楚，周围可见水肿。增强扫描，肿瘤可以整体或部分呈均匀中等度强化。

（三）手术适应证

（1）诊断为小脑蚓部髓母细胞瘤。
（2）体力允许手术，且切口周围皮肤正常者。
（3）拒绝或来不及放射治疗者。

（四）手术步骤

患者麻醉与体位：气管内插管，全身麻醉。一般采用侧卧位。

放置脑室外引流：在切除肿瘤前，一般要做侧脑室外引流。可在术前 1 天行额角引流，也可在术中行枕角引流。这样可以保证术后颅内压力正常，并可引流血性脑脊液，减轻或防止脑血管痉挛。

皮肤切口（图 5-34）：枕下正中直线皮肤切口。

颅骨窗（图 5-35）：做一个直径 3.0cm 骨窗。

硬脑膜切开："Y" 形切开硬脑膜。

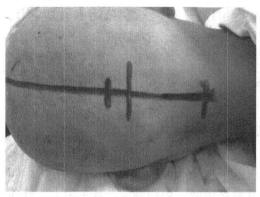

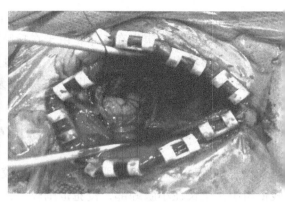

图 5-34　手术切口画线（又见彩图）　　　　图 5-35　去除骨瓣后（又见彩图）

显露及切除肿瘤：切开硬脑膜后，可见小脑蚓部增宽，隆起，有时也可突出脑组织表面。肿瘤切除在手术显微镜下进行。电凝、切开小脑中下蚓部，沿肿瘤边缘分离。肿瘤供血一般来自双侧小脑下后动脉，在肿瘤端电凝、切断。如肿瘤较大，可用 CUSA 或取瘤钳分块切除肿瘤。瘤 – 脑分界不清楚时，将肿瘤切至正常脑组织为止。在切除肿瘤上端时，一定要清楚显示中脑导水管下口，以便术后脑脊液循环通畅。肿瘤内侧常与脑干粘连，尤其是与闩部粘连，切除肿瘤时要注意不要伤及脑干，又要切除肿瘤。脑干止血要彻底，电凝的电流量要降低，止血困难时，可用止血材料贴覆止血。升高血压 120mmHg 以上，并观察 20 分钟以上，直到不出血为止。肿瘤切除后，其他部位止血也要彻底。

硬脑膜要解剖缝合或用人工材料修补（尽量不用），颅骨瓣用颅骨锁或连接片固定或用生物胶固定，或者丢弃，酌情处理（图 5-36 ~ 图 5-41）。

常规缝合筋膜、皮下和皮肤。

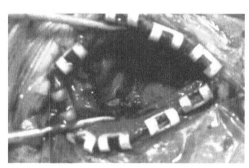

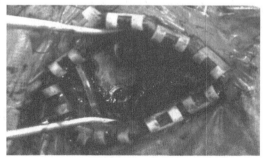

图 5-36　修补硬脑膜（又见彩图）　　　　图 5-37　颅骨锁固定骨瓣（又见彩图）

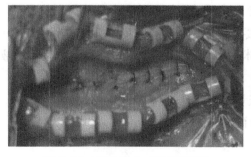

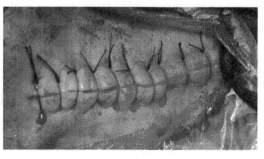

图 5-38　缝合肌肉（又见彩图）　　　　图 5-39　缝合皮肤（又见彩图）

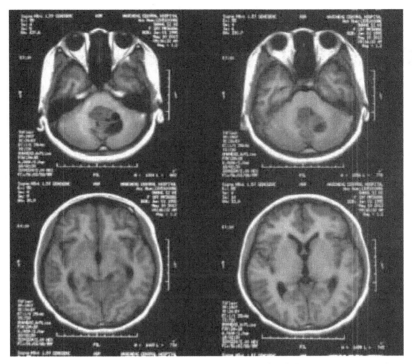

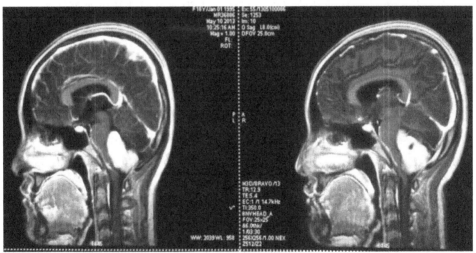

图 5-40　小脑蚓部髓母细胞瘤术前 MRI、MRI+CT 影像

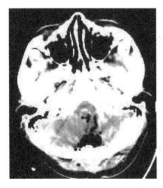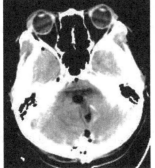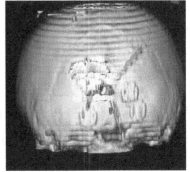

图 5-41　肿瘤切除 CT 及颅骨骨窗影像

第六章　罂粟碱可逆性开放血脑屏障化疗大脑恶性胶质瘤

恶性胶质瘤的治疗仍是目前神经外科领域内的一个艰难课题，一般认为，其是致死性脑肿瘤。虽然有很多治疗方法的报告，但在近几十年来其治疗效果无明显进展，尤其是其 5 年生存率鲜有超过 10%，很难见到 10 年生存率的报告。胶质瘤是浸润性生长，手术难以切除其浸润部分，这些浸润部分就是肿瘤复发的基础，术后对这些浸润肿瘤治疗得是否彻底，决定了其是否复发和复发的速度。由于血脑屏障（该屏障是脑血管里的物质到达脑组织的一个天然屏障）的作用，阻挡了大分子的化疗药物进入肿瘤内，成为影响恶性脑瘤治疗效果的重要因素。脑组织的血脑屏障由毛细血管内皮细胞的"紧密连接"构成，血脑屏障在正常情况下可阻挡分子量 200 以上的物质通过。由于化疗药物的分子量大多超过 200，所以不能到达肿瘤内。开放血脑屏障，提高恶性胶质瘤内的化疗药物浓度，提高患者长期生存率、治愈率，成为治疗恶性胶质瘤的关键。血脑屏障的开放，除了病理性、化学性和破坏性开放以外，目前，人为地可逆性开放血脑屏障常用的方法有两种：

（1）用甘露醇动脉注射，即高渗性开放血脑屏障。

（2）用扩张血管的药物开放血脑屏障。

罂粟碱是由人工合成的药物（分子量 375.85）组成的，无成瘾性，是目前最常用、功效最强的扩张血管药。我们率先用于可逆性开放血脑屏障，打开化疗药物进入脑肿瘤内的通道，增加脑肿瘤内化疗药物的含量。临床验证：罂粟碱可逆性开放血脑屏障后，注入甲氨蝶呤的含量是每克瘤 1810ng，而单纯静脉注入甲氨蝶呤的含量是每克瘤 145ng，相差 12 倍之多。实验还证明肿瘤内药物含量低于每克瘤 400ng 时，则无治疗意义。脑肿瘤内的药物含量增多，为治疗脑肿瘤提供了可靠的基础，只要肿瘤对药物敏感，治疗肯定有效，就可以达到提高恶性脑肿瘤患者的长期生存率，甚至治愈，达到延长患者生存期的目的。

是超选择动脉给药，还是颈内动脉给药？

我们的对比研究及其他学者的经验表明，开放血脑屏障进行化疗是目前治疗恶性胶质瘤的最有效的方法。关于给药的途径，我们认为在不损伤视力的情况下应行颈内动脉注药化疗，这是因为恶性胶质瘤的浸润生长可侵及整个大脑半球甚至对侧半球，单纯选择一根动脉化疗，难以达到治疗目的，只有大面积地注射药物才能杀灭浸润生长的瘤细胞，达到治疗的目的。

化疗药物的选择：

目前认为卡氮芥（分子量大于 200，正常情况下部分可通过血脑屏障）是治疗恶性胶质瘤最有效的药物，卡铂（分子量 371.25，不能通过血脑屏障，在静脉用药后，动物和人的脑组织、脑脊液中不能被发现）次之。但是动脉应用卡氮芥，患者的眼睛反应较剧烈，尤其是在注药时，患者眼部疼痛难以忍受，我们应用罂粟碱开放血脑屏障后注药，由于扩张了用药区的血管，减轻了患者的痛苦，眼部症状在注药 5 ~ 10 分钟后仍较明显。为了减轻患者的痛苦，而不降低疗效，我们对颈动脉注入罂粟碱开放血脑屏障后注入卡氮芥与注入卡氮芥＋卡铂治疗大脑恶性胶质瘤效果进行对比观察。从对比观察的结果看，注入卡氮芥＋卡铂的效果与动脉注入卡氮芥的效果基本一致，没有发现重要器官的损伤及血液功能的障碍，为治疗恶性胶质瘤找到了一种患者痛苦少、效果好的治疗方法。

在我们治疗的 225 例大脑恶性胶质瘤中，其 5 年生存率为 22.9%，10 年生存率为 13.3%，平均生存期为 39.7 个月，其中有 2 例生存已经超过 20 年。这是目前在国内外治疗大脑恶性胶质瘤可以看到的报告中，生存率最高、观察时间比较长的病例。

开放血脑屏障化疗大脑恶性胶质瘤，可以使化疗药物最大量地进入肿瘤内，达到最好的治疗效果，被认为是目前安全、有效的化学治疗大脑恶性胶质瘤的方法。

自 1988 年 9 月起，我们对 96 例采用罂粟碱可逆性开放血脑屏障化疗的恶性胶质瘤患者进行 20 余年的随访、观察，现将这一结果和对这组患者的治疗情况做一报告，为各位读者提供参考。

这组患者的治疗结果和 SAS 统计学的分析证实，患者的性别和病理类型对患者预后没有明显的关系，统计学分析差异性不显著（$P=0.6212$）。患者的年龄（40 岁以下的患者和 40 岁以上的患者比较）与生存期有密切关系，统计学分析有显著性差异（$P=0.0022$）。40 岁以下患者的 5 年生存率达 50%，由于这些患者是社会劳动者或是即将成为劳动者，这是我们今后治疗的重点，使这些患者得到全面治疗，不仅有利于患者本身，对其家人、对社会都有巨大利好。

本组患者治疗结果和 SAS 统计学的分析与 1994 年本组患者的治疗结果和 SAS 统计学的分析比较，化疗次数多少已没有明显差异（$P=0.1891$）；手术切除肿瘤范围统计学分析的差异性不显著（$P=0.4066$）。这提醒我们，最早期杀灭肿瘤细胞，对患者的预后有非常重要的意义，这取决于肿瘤细胞对放疗和化疗的敏感性。如果肿瘤细胞对放疗和化疗不敏感，放疗和化疗做得再多也无意义。

分析本组生存 10 年以上 11 例患者的职业，发现农民 6 例（其中 1 例是农民的儿子，现在也是农民），工人 3 例，军人和儿童各 1 例；11 例的文化程度都在高中以下。可能与这些患者对恶性肿瘤心理负担小、体内免疫系统的功能很快恢复有关，他们术后很快恢复健康，参加工作。

对恶性胶质瘤的治疗，仍是任重而道远，虽然有靶向治疗、干细胞治疗、基因和免疫治疗，以及温热治疗，但效果并不理想。仍需自基础和临床两方面寻找新的治疗方法。

（沈阳东北国际医院　薛洪利）

第一节　大脑恶性胶质瘤治疗的探讨

恶性胶质瘤的治疗包括手术、放疗和化疗及其他治疗。为探讨最佳治疗方法，我们对 1988 年 9 月至 2006 年 1 月治疗的 225 例恶性胶质瘤患者进行长期随访观察。现将结果报告如下。

（一）临床资料

本文 225 例中男 136 例，女 89 例。年龄 12~72 岁，平均 41.2 岁。其中胶质母细胞瘤 115 例，间变性星形细胞瘤 110 例。肿瘤肉眼下全切除 157 例，次全切除 11 例，大部分切除 55 例，部分切除 2 例。术后患者全部行放疗，肿瘤复发后行 X- 刀治疗 3 例。全部经颈动脉注药化疗，前 96 例是自颈动脉注入罂粟碱（0.3 ~ 0.4mg/kg）和卡氮芥（125 ~ 750mg/ 例）；后 129 例注入罂粟碱（0.3 ~ 0.4mg/kg）和卡氮芥（125mg）+ 卡铂（0.3g）。每例 1 ~ 9 次，平均 2 次。2 例术后长期使用干扰素治疗。

（二）结果

全部患者都得到随访，时间从 3 个月至 18 年。本组 225 例患者平均生存期 39.7 个月。在术后满 5 年的 182 例中有 40 例生存，占 21.9%，其中胶质母细胞瘤 9 例，间变性星形细胞瘤 31 例；在术后满 10 年的 139 例患者中有 18 例生存，占 13.0%，其中胶质母细胞瘤 8 例，间变性星形细胞瘤 10 例。

我们针对这两种治疗方法自 1993 年起，对 40 例（分为 2 组，每组 20 例）恶性胶质瘤进行了血脑屏障开放后颈动脉注入卡氮芥与卡氮芥 + 卡铂治疗的对比观察，并进行了 10 年随访观察。结果表明：Ⅰ组平均生存期 35.25 个月，中位生存期 23.33 个月；Ⅱ组平均生存期 49.55 个月，中位生存期 29.4 个月。统计学分析两组差异无显著意义（$P=0.25$）。术后生存满 10 年的有 4 例（两组各 2 例），其中胶质母细胞瘤 3 例，间变性星形细胞瘤 1 例；术后生存 5~10 年的 4 例（Ⅰ组 1 例，Ⅱ组 3 例），其中胶质母细胞瘤和间变性星形细胞瘤各 2 例。从对比观察结果看，注入卡氮芥 + 卡铂的效果与动脉注入卡氮芥的效果基本一致，没有发现重要器官损伤及血液功能障碍。

（三）讨论

恶性胶质瘤的治疗仍然十分困难，目前仍认为手术、放疗和化疗及其他方法为治疗的基本手段。一般认为胶质母细胞瘤的平均生存期不超过 1 年，间变性胶质瘤的平均生存期一般不超过 2 年，5 年生存率不超过 10%，还很少见到 10 年生存率的报告。

手术治疗是解除颅内高压最快、去除肿瘤最彻底的方法，能为下一步的治疗提供宝贵的时间。本组 223 例患者是在出现颅内高压、癫痫或肢体瘫痪后即行手术治疗的。另外 2 例是在病变出现 8 年并产生占位效应后方行手术治疗的。我们认为，对于无占位效应的低密度病变可以进行跟踪观察，以选定最佳手术时机。对于功能区的肿瘤，如运动区、丘脑和中脑、脑桥，已经出现明显的神经系统症状、体征者，应该首选手术切除肿瘤，这样才能为进一步的治疗争取时间。

放疗可以延长恶性胶质瘤患者的生存期，本组术前没有行放疗者，术后放疗剂量是 55 ~ 65Gy。肿瘤复发后，有 3 例行 X- 刀治疗，其中病变直径 < 3.0cm 的 2 例，另 1 例因肿瘤太大，X- 刀治疗后再行手术治疗，目前 3 例中死亡 2 例，1 例健康生存。我们认为肿瘤复发后直径小于 3.0cm 的可以行立体定向放射治疗，否则应行手术治疗。

我们以往的对比研究和实验及其他作者的经验表明，静脉注药难以达到治疗恶性胶质瘤的目的，动脉注药是有效的治疗方法。对于是否开放血脑屏障化疗意见不一。根据我们的经验，开放血脑屏障进行化疗对治疗恶性胶质瘤是有意义的，本组患者的 10 年生存率达 13.3%，足以说明其有效性。在动脉注药中是选择颈内动脉注药还是超选择动脉化疗，我们认为在不损伤视力的情况下应行颈内动脉注药化疗，这是因为恶性胶质瘤的生长可侵及整个大脑半球甚至对侧半球，单纯选择一根动脉化疗，难以达到治疗目的，只有大面积地注药才能杀灭浸润生长的瘤细胞，达到治疗的目的。

关于化疗药物的选择，卡氮芥是一种有效的治疗恶性胶质瘤的药物，因动脉注入对眼部的刺激，使一些患者难以接受。根据我们的对比观察，小剂量的卡氮芥和小剂量的卡铂同样可以达到卡氮芥治疗的效果，并能减少眼部的刺激症状。今后还将对其他的药物组合治疗恶性胶质瘤进行研究。

免疫治疗费用高昂，普通患者不能承受，但对某些患者确实有效，本组有 2 例患者长期接受干扰素治疗，1 例生存 9 年后死亡；另 1 例已生存 6 年，目前仍健在。其每次用量不应小于 300 万 U。因例数太少，有待继续观察。

参考文献（略）

[薛洪利．沈阳部队医药．2006，19（4）：228-229]

第二节　罂粟碱可逆性开放血脑屏障的动物实验

一、经大鼠颈动脉注入罂粟碱可逆性开放血脑屏障

血脑屏障阻止药物进入中枢神经系统及肿瘤内，不利于化疗药物发挥作用。可逆性开放血脑屏障，让有效的化疗药物进入中枢神经系统及肿瘤内，以提高中枢神经系统恶性肿瘤的治愈率，是当前的一个重要课题。自 1988 年 2 月，我们用罂粟碱经大白鼠颈动脉注入可逆性开放血脑屏障，取得了满意的效果，报告如下。

（一）材料和方法

（1）动物：健康成年大白鼠 87 只，体重 200～300g，随机分为实验组（47 只），甘露醇对照组（35 只），生理盐水对照组（5 只）。

（2）实验用药：

1）盐酸罂粟碱，某制药厂生产，批号 860701，1mg/kg，动脉注入，开放血脑屏障。

2）2% 伊文思蓝（EB），2mL/kg，静脉注入，作为血脑屏障开放的指示剂。

3）20% 甘露醇，2g/kg，颈动脉注入，为已知血脑屏障开放剂，与罂粟碱比较血脑屏障开放的效果。

（3）实验方法：以硫喷妥钠 50mg/kg 腹腔内注射进行麻醉。在手术显微镜下分离出颈总动脉、颈内动脉、颈外动脉。结扎颈外动脉。经静脉注入 2%EB 后 5 分钟，用 4 号或 5 号头皮静脉针穿刺颈总动脉，30 秒内按分组注射完罂粟碱、甘露醇或生理盐水，于注入后 5、30、60、120 分钟各杀死动物 5 只，24、48、72 小时分别杀死动物 3 只，取脑观察 EB 染色情况及组织学检查。

生理盐水组在注药后 60 分钟杀死动物取脑。在进行罂粟碱和甘露醇开放血脑屏障时间测定时，先行静脉注入 EB，5 分钟后自颈动脉注入罂粟碱或甘露醇，5 分钟后杀死动物取脑；而后先行颈动脉注入罂粟碱或甘露醇，分别于 30、60、120、150、180 分钟自静脉注入 EB，30 分钟后各杀死动物 3 只取脑，观察 EB 染色。

（4）血脑屏障开放情况评定：所有鼠脑均用 10% 甲醛固定 2 周，用肉眼及光镜观察脑切片及 EB 染色情况。EB 染色分为 4 级：0 级：无染色；Ⅰ级：刚能看到染色；Ⅱ级：中度染色，为蓝色；Ⅲ级：蓝黑色。并对 3 组鼠脑进行电镜观察。

（二）结果

（1）血脑屏障开放的程度、范围和时间：罂粟碱经颈动脉注入后脑组织的 EB 染色程度见表 6-1。可见注药侧大脑半球血脑屏障开放，表现为该侧脑组织 EB 染色。有时可见蓝染波及对侧大脑半球及小脑（图 6-1）。甘露醇开放血脑屏障的程度及范围与罂粟碱相似（表 6-1）。罂粟碱和甘露醇均在注入动脉后 5 分钟即见血脑屏障开放，脑组织 EB 染色清楚可见，注药后 60 分钟内 EB 染色最清楚，2 小时后染色变浅，罂粟碱组 2.5 小时后仍有少许染色，3 小时染色消失。而甘露醇组在 2.5 小时染色即消失。生理盐水对照组没有见到脑组织 EB 染色。

（2）脑组织学检查：所有鼠脑大体标本切片，肉眼下均未见到出血灶及其他改变。3 组各时间光镜和电镜均未见异常改变。

鉴于以上各种结果，可认为此种血脑屏障开放是可逆性的。

罂粟碱组没有一只鼠因注入罂粟碱而死亡。

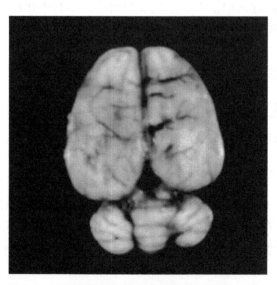

图 6-1　大鼠颈内动脉注入罂粟碱 30 分钟后，大、小脑伊文思蓝染色情况：除大脑半球染色外，并波及小脑及蚓部（又见彩图）

表 6-1 罂粟碱、甘露醇开放血脑屏障的程度

时 间 组 别 (分钟)		EB 染色程度分级			
		0	I	II	III
5	P	0	1	2	2
	M	0	1	3	1
30	P	0	0	2	3
	M	0	2	1	2
60	P	0	1	2	2
	M	0	2	2	1
120	P	0	3	2	0
	M	0	3	2	0

P = 罂粟碱；M = 甘露醇。

（三）讨论

近 20 年来由于电子显微镜的应用，证明脑毛细血管的内皮细胞是血脑屏障的结构基础。脑毛细血管内皮细胞由于其胞饮作用较其他细胞低，且相互间紧密连接而具有血脑屏障作用，内皮细胞间的紧密连接处成为开放血脑屏障的关键。正常情况下在脑毛细血管内皮细胞的紧密连接处可阻挡 2nm 以上的物质通过。绝大多数化疗药物不能通过血脑屏障，只有少数脂性小分子药物（如卡氮芥）才可勉强通过。动物实验证明，在电子显微镜下可见血流中的示踪剂（如氢氧化镧等）受阻于细胞间的紧密连接处，而将这些物质注入脑脊液或脑中，则见这些示踪剂扩散到毛细血管内皮细胞的非腔面，并受阻于细胞间紧密连接处，不能进入毛细血管中。这就提示毛细血管内皮细胞及其细胞间紧密连接处结成细胞层是阻止这些示踪剂的形态学基础。

电镜下，脑毛细血管内皮细胞间紧密连接处的两胞质膜外带互相融合而成为单一的中间带，形成所谓五层式结构。其厚度少于非连接处两胞质膜的总和。应用冰冻断裂复型法见到两相邻胞质膜是可区别的，它们并没有完全融合，而是被一些纤维束黏合在一起。这些纤维束就形成连接间的"桥或颗粒"。这些解剖特点为药物开放血脑屏障提供了条件。

对如何可逆性开放脑毛细血管内皮细胞连接处，许多作者做了大量的研究。1976 年 Rapopcort 最先提出渗透性开放血脑屏障的方法，其机制是：在渗透性药物进入颈动脉过程中，血液渗透浓度增加，引起脑组织及其血管内皮细胞脱水、皱缩，血管腔相应扩大，从而造成内皮细胞间的紧密连接处增宽。电镜下可见其宽度为 $0.1\mu m$，从而达到血脑屏障开放的目的，这种开放一般在 2 小时左右。渗透性开放血脑屏障应用最多的是甘露醇。它虽具有无毒、不良反应少等优点，但在临床应用中需插管到颈内动脉，用高压注射器均匀地、在 30 秒内将 20% 甘露醇 200 ~ 250mL 注入颈内动脉。如注入过快，可能造成血脑屏障开放为不可逆；反之则不能开放血脑屏障。我们在临床应用中发现在动脉注入甘露醇时，患者很痛苦，甚至不能耐受而要求停止治疗，或躁动不安影响治疗。

根据渗透性开放血脑屏障的原理，我们设计了用罂粟碱开放血脑屏障的动物实验，

即利用罂粟碱对血管的扩张作用，使脑毛细血管内皮细胞的紧密连接处间隙扩大，达到可逆性开放血脑屏障的目的。实验证明这种设计是合理的，从表 6-1 中看出其开放血脑屏障的效果是肯定的，与甘露醇开放血脑屏障的程度基本相同。两者开放血脑屏障的最佳时间均是注药后 5~60 分钟。这个时间对经颈动脉注入化疗药物治疗恶性脑瘤已足够。

罂粟碱有如此良好的开放血脑屏障的效果，可能是由于以下几方面原因：①罂粟碱是一种小分子（分子量 =375.85）的药物，可经脑毛细血管直接扩张紧密连接处的"纤维束"，使其间隙扩大。②脑毛细血管前小动脉和其后小静脉，除了具有血管内皮细胞层、基膜层外，在两者之间还有一层平滑肌层。当罂粟碱入血后，迅速扩张了小动脉、小静脉，使其管腔扩大，血流加快，充盈，同时使毛细血管腔扩大，内皮细胞间隙扩大，使血脑屏障开放。

罂粟碱被认为是目前最强的血管扩张药之一。它经静脉注入的安全剂量是 30~60mg，也有人用到 10mg/kg；动脉注入量是 0.5mg/kg，其主要不良反应表现为心脏传导阻滞，心脏停搏。本组实验用药量 1mg/kg，30 秒内注完，所试动物没有一只因注药死亡，说明是比较安全的。根据大白鼠的颈动脉解剖，其颈内动脉入颅前分为两支，一支入颅供应脑，另一支入镫前动脉，分布到颌面及头颅。供应脑的颈内动脉血液占 30%，而镫骨动脉占 70%。据此，当罂粟碱经颈动脉注入时，进入脑内的罂粟碱只占使用量的 30%（0.3mg/kg）。如果在人体应用，由于人的颈内动脉主要供应脑，用量为 0.3~0.5mg/kg，30 秒注入，就有可能很好地开放血脑屏障，也将是安全的，但有待于临床验证。

从实验动物的脑组织学检查看，所有光镜、电镜检查的标本，均未见异常，说明用本药开放血脑屏障是可逆的。

根据本研究结果，我们设想，本药如能用于临床，其用量少，可不经动脉插管，只需用头皮针穿刺颈内动脉后注入，即可开放血脑屏障，而后自颈内动脉注入化疗药物。这种方法较甘露醇开放血脑屏障具有方法简单、患者痛苦少的优点，值得临床试用。

参考文献（略）

[薛洪利．沈阳部队医药．1989，2（2）：86-88]

二、经兔颈动脉注入罂粟碱可逆性开放血脑屏障及氨甲蝶呤入脑的实验

可逆性开放血脑屏障后注射化疗药物，可以提高恶性脑瘤的治疗效果，已为众多作者所证实。但是由于利用高渗性溶液（如甘露醇）可逆性开放血脑屏障，对患者有较大痛苦，而且操作复杂，需使用专门的高压注射器。因而，我们开展了对大鼠用罂粟碱可逆性开放血脑屏障的研究。在此基础上，我们于 1989 年 10 月又对家兔进行了颈动脉注入罂粟碱可逆性开放血脑屏障并注入氨甲蝶呤（MTX）入脑，进行脑内 MTX 含量测定等实验研究，以便为临床应用提供依据。

（一）材料和方法

本实验共用健康家兔 25 只，体重 2~3kg。随机分为 7 组：Ⅰ组（罂粟碱开放血脑屏障注入 MTX）4 只，Ⅱ组（甘露醇开放血脑屏障注入 MTX）4 只，Ⅲ组（单纯颈动脉注入 MTX）4 只，Ⅳ组（单纯静脉注入 MTX）4 只，Ⅴ组（正常对照组）3 只，Ⅵ组（动脉注入罂粟碱后 30 分钟行脑组织学检查）3 只，Ⅶ组（注入罂粟碱后 24 小时脑组织学检查）3 只。

实验方法：异戊巴比妥 30mg/kg 静脉注射麻醉后分离结扎颈外动脉。用 5 号静脉穿刺针经颈动脉注入罂粟碱（0.5mg/kg）或 20% 甘露醇（2g/kg），30 秒注完。2 分钟后注入 MTX（5mg/kg），2 分钟注完。30 分钟后杀死动物，取脑测定脑内 MTX 含量。单纯颈动脉和静脉注入组 MTX 剂量及取脑时间同前。

MTX 脑内浓度测定：先制作 MTX 标准曲线。动物取脑后，将左右半球称重，制成匀浆。离心取上清液，用荧光分光光度法（MFP-4- 日立）测定脑组织中 MTX 浓度。

对正常家兔，注入罂粟碱后 30 分钟的兔脑进行脑水分、K^+、Na^+ 测定。方法是：从左右半球各取 1.0cm×1.0cm×1.0cm 脑组织，称湿重。置于 105℃ 干燥箱中，烘干后称干重，按下列公式计算脑含水量：

$$脑含水量（\%）= \frac{（湿脑重 - 干脑重）\times 100\%}{湿脑重}$$

将干脑研碎，在 56℃ 条件下用 1mol/L 硝酸消化 48 小时，取浸出液，用火焰光度计测定脑组织 K^+、Na^+ 含量。对注入罂粟碱后 30 分钟或 24 小时的兔脑，一部分用 10% 甲醛固定 2 周后行光镜检查，另一部分行电镜检查。

（二）结果

（1）MTX 脑内浓度测定：从表 6-2 中可见，Ⅰ组及Ⅱ组因为开放了血脑屏障，脑内 MTX 浓度最高，与Ⅲ组相比，差异有显著意义（$P < 0.05$）。

表 6-2　组动物经不同途径注射 MTX 后脑内浓度（$\bar{X} \pm S_t$）

组别	MTX 途径	动物数（只）	脑组织内 MTX 含量（ng/g）	
			左半球	右半球
Ⅰ	左颈动脉	4	3957.5 ± 1584.86	4680.25 ± 1824.24
Ⅱ	左颈动脉	4	2299 ± 366.88	2380.75 ± 442.55
Ⅲ	左颈动脉	4	390 ± 52	325 ± 48
Ⅳ	耳静脉	4	82.5 ± 28.7	82.5 ± 28.7

（2）罂粟碱开放血脑屏障对脑水分、K^+、Na^+ 的影响：从表 6-3 中可见，颈动脉注入罂粟碱后脑组织水分、K^+、Na^+ 含量与正常兔脑组织相比差异无显著意义（$P > 0.05$）。

表 6-3　两组兔左右脑半球水分、K^+、Na^+ 含量测定（$\bar{X} \pm S_t$）

组别	动物数（只）	水分（%）		K^+（mmol/L）		Na^+（mmol/L）	
		左	右	左	右	左	右
正常组	3	87 ± 1.73	87 ± 0.57	42.8 ± 1.83	42.8 ± 2.3	71.2 ± 3.95	69.2 ± 3.9
实验组	3	86 ± 0.57	85 ± 1.15	40.1 ± 4.66	42.3 ± 1.02	63.6 ± 3.25	66.2 ± 0.92

（3）脑组织学检查：对罂粟碱开放血脑屏障后 30 分钟或 24 小时兔脑光镜和电镜检查均未见脑组织水肿及其他病理改变。

（三）讨论

能否可逆性开放血脑屏障，其关键是能否可逆性开放脑毛细血管内皮细胞的紧密连接处。为此，许多作者做了大量的研究。Rapopart 最早提出用渗透性药物可逆性开放血脑屏障。其机制是渗透性药物入血后，血液渗透浓度增高，引起脑组织及其血管内皮细胞脱水、皱缩，血管腔相应扩大，从而造成毛细血管内皮细胞紧密连接处增宽，使血脑屏障开放。这种开放一般在 2 小时左右。但这种方法开放血脑屏障要求在颈内动脉内插管，用高压注射器注药。在应用过程中我们发现患者痛苦多。为了寻找一种临床使用简便、安全、有效、患者痛苦少的可逆性开放血脑屏障方法，我们设计了用罂粟碱开放血脑屏障的动物实验，利用罂粟碱对血管强大的扩张作用，使毛细血管内皮细胞紧密连接，间隙扩大，达到可逆性开放血脑屏障。实验证实这种设计合理，临床应用 20 余例，也证实它具有方法简便、安全、患者无痛苦的优点。

为了进一步证实罂粟碱可逆性开放血脑屏障的安全性和有效性，我们对家兔进行了罂粟碱开放血脑屏障后脑内药物含量，脑组织水分、K^+、Na^+ 含量测定，并与甘露醇开放血脑屏障后脑内药物含量进行比较。结果证实罂粟碱开放血脑屏障是有效的，而且是安全和可逆的。

罂粟碱可逆性开放血脑屏障之所以没有发生脑水肿，可能是因为罂粟碱直接扩大了毛细血管内皮细胞的紧密连接处而开放血脑屏障，这种开放是可逆的，而且脑胶质细胞对渗出的血浆成分有吞噬作用，加之水分可以自由通过血脑屏障，故脑组织不发生水肿。

罂粟碱可逆性开放血脑屏障后，增加了脑内药物浓度，这对脑恶性肿瘤治疗十分有利。一般认为每克脑组织含 MTX 300ng 即有治疗作用。本组实验证实 Ⅰ 组和 Ⅱ 组均超过这个含量，从而证实开放血脑屏障后进行化疗，可增加治疗效果，值得临床应用。

参考文献（略）

[薛洪利．沈阳部队医药．1991，4（5）：437-438]

三、罂粟碱可逆性开放大鼠血脑屏障的电镜观察

我们曾报道过经颈动脉注入罂粟碱可逆性开放血脑屏障后注入化学药物治疗大脑恶性胶质瘤。随访到 1996 年 12 月底，在 1991 年 12 月以前治疗的 74 例患者中有 17 例（23%）生存期超过 5 年，其中 1 例已生存 8 年 3 个月，表明这一方法有利于大脑恶性胶质瘤的治疗。为了找到罂粟碱开放血脑屏障的客观证据，我们于 1996 年 10 月对 6 只大白鼠进行了罂粟碱可逆性开放血脑屏障及脑组织的电镜观察。现将结果报告如下。

（一）材料和方法

大白鼠 6 只，体重 200 ~ 300g。盐酸罂粟碱，某制药厂生产，批号 940702。

动物用硫喷妥钠 50mg/kg 腹腔内注射麻醉。在手术显微镜下分离结扎颈外动脉，用 4 号头皮针穿刺颈总动脉，罂粟碱 1mg/kg 30 秒内注射完。注入后 30 分钟杀死动物取脑，1% 锇酸固定，待电镜观察。

（二）结果

取 3 只鼠脑电镜标本，常规电镜制样，Philip CM10 电镜观察。电镜下 3 只鼠脑电镜样品可见脑毛细血管内有红细胞，毛细血管内皮细胞间有开窗（图 6-2、图 6-3），其余未见异常。

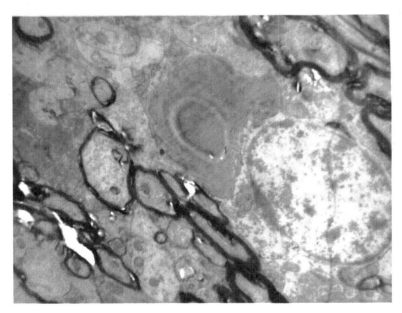

图 6-2　大鼠罂粟碱开放血脑屏障后电镜所见（EMx3800），见血管腔内有红细胞，内皮细胞紧密连接处有开窗

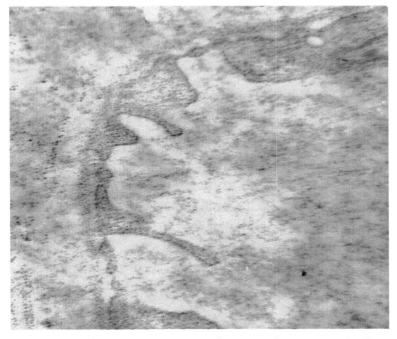

图 6-3　大鼠罂粟碱开放血脑屏障后电镜所见（EMx20000），见血管腔内有红细胞，内皮细胞紧密连接处有明显开窗

（三）讨论

罂粟碱是目前最强大的血管扩张药之一。罂粟碱入血管后，迅速扩张小动脉、小静脉，使其管腔扩大，血流加快、充盈，同时使毛细血管腔扩大，从而使内皮细胞间隙扩大，血脑屏障开放。体外实验证实，只要罂粟碱的血浓度达到 10^{-4} mol/L 即可控制血管痉挛，用 0.2% 罂粟碱以 0.1mL/s 的速度注入即可有效地治疗血管痉挛。我们既往的研究表明，经颈动脉注入器粟碱后进入脑内的量只占总注入量的 30%，因此是相当安全的，也能有效地开放电脑屏障。本文用电镜进一步观察到罂粟碱开放血脑屏障的确凿证据。

参考文献（略）

（薛洪利．沈阳部队医药，1998.11：45）

第三节　罂粟碱可逆性开放血脑屏障的临床试验及应用

一、人脑胶质瘤的氨甲蝶呤含量测定

（一）临床资料

我们自 1991 年 2—4 月对 8 例胶质母细胞瘤、4 例星形细胞瘤进行了瘤内氨甲蝶呤（MTX）含量测定，患者均在术前全麻后给药，共分为 3 组。I 组（4 例）：自颈动脉穿刺后，先注入罂粟碱可逆性开放血脑屏障（罂粟碱 0.4mg/kg），30 ～ 40 秒注完，而后 3 ～ 5 分钟注入 MTX 20mg。II 组（4 例）：单纯自颈动脉注入 MTX 20mg，3 ～ 5 分钟注完。III 组（4 例）：自周围静脉注入 MTX 20mg。肿瘤标本均在注药后 50 ～ 70 分钟取出。肿瘤切除后，在瘤床周围正常组织处取一脑标本（注药后 1.5 ～ 2.0 小时）。用荧光光度法测定肿瘤及脑组织中 MTX 含量。

结果：I 组患者瘤内 MTX 含量（1854 ± 512）ng/g 瘤，II 组瘤内 MTX 含量（1020 ± 154）ng/g 瘤，III 组瘤内 MTX 含量为（147 ± 31.5）ng/g 瘤。经统计学分析 I 组与 II 组差别有显著意义（$P < 0.05$）。每克脑组织含 MTX 为 I 组（180 ± 147）ng，II 组（225 ± 123.6）ng，III 组（66 ± 6.9）ng。

（二）讨论

本实验的目的是为人脑胶质瘤化疗提供可靠的依据。因目前对人脑胶质瘤化疗后的含药量报道甚少，对瘤内含药量并不十分了解。本实验证实单纯静脉给予 MTX 在瘤内含量非常低，达不到恶性脑瘤的治疗量。而动脉给药则远远超过了 300ng/g 脑 MTX 的治疗量，以罂粟碱开放血脑屏障后更佳。究其原因，我们认为与血脑屏障有关。我们同意血脑屏障是影响化疗的障碍的观点，因为在胶质瘤患者中仍有一些正常血脑屏障存在，阻挡着化疗药物进入瘤内起作用。开放血脑屏障后可使绝大部分肿瘤浸泡在化疗药中，对治疗十分有利。因此我们主张在治疗脑胶质瘤时，应先开放血脑屏障再行化疗，以利于提高疗效。

本实验同时测定了肿瘤周围脑组织的 MTX 含量，两组动脉注药者高于静脉注药者，而两组动脉者含药量相近。这可能与取脑标本距注入罂粟碱的时间较长（1.5~2.0 小时）有关，我们的动物实验证实，罂粟碱可逆性开放血脑屏障后 60 分钟渐不明显，2.5~3.0 小时开放消失。这说明开放血脑屏障后化疗，不会长时间增加脑内的含药量。

[薛洪利．中华神经外科杂志，1993，9（5）：267]

二、罂粟碱可逆性开放血脑屏障的实验及临床应用

我们自 1988—1992 年开展了罂粟碱可逆性开放血脑屏障的动物实验及临床应用研究，取得了比较满意的结果。

（一）动物实验

（1）健康成年大白鼠 87 只，体重 200~300g，随机分为实验组（47 只）、甘露醇组（35 只）及生理盐水组（5 只）。

（2）实验用药：盐酸罂粟碱 1mg/kg 颈动脉注入，开放血脑屏障。2% 伊文思蓝（EB）2mL/kg 静脉注入，作为血脑屏障开放的指示剂。20% 甘露醇 2g/kg 颈动脉注入与罂粟碱比较血脑屏障开放的效果。

（3）实验方法：硫喷妥钠 50mg/kg 腹腔内注射麻醉。在手术显微镜下结扎颈外动脉，经静脉注入 2%EB，5 分钟后用 4 号针穿刺颈总动脉，于 30~40 秒内各组分别注射完罂粟碱、甘露醇或生理盐水。分别于注药后 5、30、60 及 120 分钟杀死动物 5 只，24、48 及 72 小时分别杀死动物 3 只，取脑观察 EB 染色及组织学检查。生理盐水组在注药后 60 分钟杀死动物取脑。在进行罂粟碱和甘露醇开放血脑屏障时间测定时，先行静脉注入 EB，5 分钟后自颈动脉注入罂粟碱或甘露醇，5 分钟后杀死动物取脑；而后先行颈动脉注入罂粟碱或甘露醇，分别于 30、60、120、150 及 180 分钟自静脉注入 EB，30 分钟后杀死动物各 3 只取脑，显微镜下观察 EB 染色。

（4）血脑屏障开放情况评定：所有鼠脑均用 10% 甲醛固定 2 周，肉眼及光镜观察脑切片及 EB 染色情况。EB 染色分为 4 级。并对 3 组鼠脑进行电镜观察。

（5）结果：罂粟碱注入后所见注药侧鼠大脑半球 EB 染色，有时可见蓝染波、对侧大脑半球及小脑。以注药后 5~60 分钟染色最深，12 只鼠染色为 Ⅱ~Ⅲ 级，3 只为 Ⅰ 级；在 120 分钟时，染色 Ⅰ 级的 3 只，Ⅱ 级的 2 只，无 Ⅲ 级。甘露醇开放血脑屏障的程度及范围与罂粟碱相似。罂粟碱组染色在 3 小时消失，甘露醇组在 2.5 小时消失。生理盐水组无脑组织染色。鼠脑组织学检查：肉眼光镜及电镜均无异常改变。无动物死亡。

（二）临床应用

（1）人脑胶质瘤内氨甲蝶呤（MTX）含量测定。颈动脉注入罂粟碱 0.4mg/kg 后注入 MTX 20mg，其脑瘤内 MTX 含量 [（1854±51）ng/g] 高于单纯颈动脉注入 MTX 20mg 者 [（1020±154）ng/g] 及静脉注入者 [（147±31.5）ng/g]。

（2）对 50 例恶性胶质瘤患者进行分组对比治疗试验，每组 10 例，共 5 组。结果自颈动脉注入罂粟碱后注入卡氮芥（BCNU）250mg 的患者平均生存期均高于其他疗法的

患者。

（3）1988 年 9 月对 54 例大脑胶质母细胞瘤患者进行了罂粟碱开放血脑屏障后化疗。其中男 33 例，女 21 例，年龄 12～72 岁。共 115 次，平均每例 2 次。

（4）结果：全部患者每 6 个月随访一次，到 1993 年 9 月底仍生存 25 例。2 例生存已达 5 年，3 年生存率 28%（7/25 例）。平均生存期 21 个月（图 6-4）。

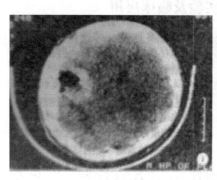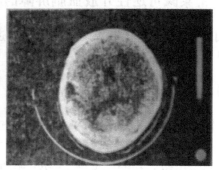

图 6-4　1 例胶质母细胞瘤患者行大部分切除，术后经一次开放血脑屏障化疗，肿瘤即消失（该文发表于：解放军医学杂志，1993，18：5）

（三）讨论

罂粟碱入血后可迅速扩张小动脉、静脉，使管腔扩大，血流加快、充盈，同时使毛细血管管腔扩大，内皮细胞间隙扩大，使血脑屏障开放。根据大白鼠的颈动脉解剖，供应脑的颈内动脉血液占 30%，而供应颅面的占 70%。据此进入大鼠脑内的罂粟碱只占用量的 30%（0.3mg/kg）。而在人类，颈动脉的大量血液由颈内动脉供应脑组织，因而我们在临床应用时只使用 0.4mg/kg。经过人胶质瘤内 MTX 含量测定证实可有效地开放血脑屏障，增加瘤内的含药量，与文献报道一致。

经临床应用，本组 54 例胶质母细胞瘤患者平均生存期达 21 个月以上。2 例生存满 5 年，3 年生存率 28%。所有患者无失明、脑软化、脑出血、癫痫等并发症，在开放血脑屏障后立即开颅的患者未见脑水肿及出血。

参考文献（略）

（薛洪利．中华医学杂志，1995，75：42）

三、罂粟碱开放血脑屏障后化学治疗大脑恶性胶质瘤

目前对恶性胶质瘤的治疗仍很困难。为了提高其治愈率，延长其生存期，我们于 1988 年 9 月至 1992 年 9 月采用颈动脉注入罂粟碱可逆性开放血脑屏障后化疗 96 例大脑恶性胶质瘤，取得了比较满意的结果。报告如下。

（一）资料和方法

一般资料：患者 96 例，男 58 例，女 38 例。年龄 12～72 岁，平均 43.7 岁。全部患者均经手术及病理证实为恶性胶质瘤，其中胶质母细胞瘤 54 例，间变性星形细胞瘤（间

变）42 例。

手术切除：96 例中肉眼下全切除 57 例，次全切除 6 例。大部分切除 3 例，部分切除 2 例。

化疗：全部患者共进行 212 次化疗，每例 1~7 次不等，平均每例 2.21 次。其中胶质母细胞瘤 54 例平均每例 2.13 次（共 115 次）；间变 42 例平均每例 2.31 次（共 97 次）。全切除患者平均每例 2.3 次，次全切除者平均每例 2.3 次，大部分切除者 1.87 次，部分切除者 3.5 次。

化疗患者的选择：①病理证实为恶性胶质瘤者。②没有明显颅内压增高者。③肿瘤在一侧颈内动脉供血者。④周围血象正常、无重要脏器功能障碍者。

治疗方法：术后 1~2 周完成化疗，有的患者在术后一天即行化疗。方法是：用头皮针自肿瘤侧颈动脉穿刺，成功后注入罂粟碱 0.4mg/kg，30~40 秒内注完。而后注入 BCNU250mg，5~10mg/min。第一次化疗后行放疗，放疗量 50~60Gy。放疗结束后，如周围血象正常，再行第二次化疗，以后每 6~8 周化疗 1 次。化疗前常规查血象，头 CT 扫描。

化疗反应：全部患者均有注药侧眼结膜充血，一般在用药后 2 小时消失，在注入 BCNU 每分钟多于 10mg 时，患者可出现眼痛，没有发生失明及肝、肾、骨髓功能障碍者（连续化疗 7 次者也无此改变）。术后 CT 扫描除原有术后改变外，没有其他异常密度，也没有发生癫痫者，患者大多愿意主动接受化疗。

化疗结果：本组患者被随访到 1994 年 3 月底，随访时间 1.5~5.5 年，仍有 36 例生存，生存期最长者 5.5 年。本组资料均经 SAS（统计分析系统）软件处理，96 例平均生存期 101.7 周，中位生存期 106 周，51 例胶质母细胞瘤平均生存期 95.4 周，中位生存期 109 周。

（二）讨论

开放血脑屏障后化疗恶性脑肿瘤是最近 10 余年开展起来的，最先为 Neuwelt 在 20 世纪 80 年代用于治疗恶性脑瘤，并进行了多次报道，取得了满意结果。以后报道渐多。最近 Cumet-Lock 报道了 37 例恶性胶质瘤，经开放血脑屏障后化疗，患者中位生存期为 22 个月，是至今所能见到的国外动脉化疗生存时间最长者。我们是 1986 年开始用甘露醇开放血脑屏障后化疗恶性胶质瘤的。应用中发现使用甘露醇患者痛苦多、躁动、不合作，且有 1 例失明。故于 1988 年 2 月我们开展了罂粟碱可逆性开放血脑屏障的动物实验，并于同年 9 月应用于临床，疗效较满意。

罂粟碱作为一种强效扩血管药物已在临床应用多年，其分子量 375.85。我们就是利用其强大的扩血管作用，使毛细血管前小动脉及后小静脉迅速扩张。而使毛细血管充盈，管腔扩大、内皮细胞间隙扩大，使血脑屏障开放（因为血管内皮细胞间隙紧密连接是开放血脑屏障的关键）。

经过人脑胶质瘤内药物含量测定，证实本法能增加瘤内含药量，而不增加脑内的含药量。此与李氏所报道的一致，这无疑增加了化疗效果。

本组患者的疗效是以患者的术后生存期为依据的。患者的平均生存期和中位生存期均超过 100 周，仍有 36 例生存。经过 SAS 软件处理，患者性别、病理类型与生存期无影响（$P=0.8$，$P=0.2$）。而在年龄上，40 岁以下者生存期长于 40 岁以上者（$P=0.039$）。化疗次数与生存期的关系为，化疗次数越多，生存期越长（$P=0.0001$）。手术切除与生存期的关系，切除得越彻底，生存期越长。与全切除比较，次全切除和大部分切除无显著差异（$P=0.17$. $P=0.13$）；部分切除的差异显著（$P=0.03$），部分切除者生存期短。这提示，对恶性胶质瘤应力争全切除、次全切除和大部分切除，杜绝或减少部分切除。在化疗次数上应争取多次化疗，一般应进行 3 次以上。

在解决了肿瘤内含药量的问题后，肿瘤对化疗药物的敏感性便突出出来。在治疗中，我们发现有的肿瘤一次化疗可使其消失，可是有的肿瘤无变化。手术切除也未见其明显改变，对这种药物不敏感者，我们采用了多种药物化疗，经验有待于总结。最理想的办法是在化疗前即了解肿瘤对哪一种药物敏感。我们已着手进行这方面的工作。

术后早期化疗恶性脑瘤已被人们重视，我们的患者均是在术后 1 ~ 2 周内化疗的。我们认为由于手术破坏了部分血脑屏障、加之药物开放血脑屏障，这就增加了浸润区内肿瘤的药物含量，对治疗有利。

总之，通过 96 例恶性胶质瘤的开放血脑屏障后化疗，我们认为本文所介绍的方法具有简单、安全和有效的优点，且十分经济，患者痛苦少，乐于主动接受治疗。我们主张对恶性胶质瘤患者应进行开放血脑屏障后化疗，因为这被认为是目前最好的化疗方法。

参考文献（略）

（薛洪利. 中华神经外科杂志，1994，10：339）

第四节　罂粟碱可逆性开放血脑屏障的临床随访

一、罂粟碱开放血脑屏障动脉化疗恶性胶质瘤患者长期生存的分析

（一）临床资料

本组男 58 例，女 38 例。年龄 12 ~ 72 岁，平均 43.72 岁。经手术后病理证实胶质母细胞瘤 54 例，间变性星形细胞瘤 42 例。肿瘤在肉眼下全切除 57 例，次全切除 6 例，大部分切除 31 例，部分切除 2 例。全部患者均经颈动脉穿刺注入罂粟碱可逆性开放血脑屏障后，动脉注入 BCNU 进行治疗，共注药 216 次，每例 1 ~ 9 次不等，平均 2.25 次。

（二）随访

96 例患者均得到随访，96 例中平均生存期 41.38（3972/96）个月，5 年生存率 25%（24/96 例），10 年生存率 11.45%（11/96 例）。目前仍有 11 例患者生存，最长者 14 年。生存的患者除 1 例 62 岁者（手术时 49 岁，术后 5 年患脑血栓）生活不能自理外，其余都参加日常工作。

在 5 年以上的生存者中男 16 例（其中 7 例生存 10 年以上），占 27.59%（16/58 例），女 8 例（其中 4 例生存 10 年以上），占 21.05%（8/38 例）；40 岁以下者 20 例（其中 6

例生存 10 年以上），占 50%（20/40 例），40 岁以上 4 例（其中 2 例生存 10 年以上），占 7.14%（4/56 例）；胶质母细胞瘤 8 例（其中 5 例生存 10 年以上），占 14.81%（8/54 例），间变性星形细胞瘤 16 例（其中 6 例生存 10 年以上），占 38.1%（16/42 例）；肿瘤全切除者 15 例（其中 6 例生存 10 年以上），占 26.32%（15/57 例）；次全切除者 2 例；大部分切除者 7 例（其中 5 例生存 10 年以上），占 22.58%（7/31 例）。经 1 次化疗生存 5 年以上的 5 例（其中 2 例生存 10 年以上），占 17.86%（5/28 例）；经 2 次化疗生存 5 年以上的 4 例（其中 3 例生存 10 年以上），占 12.5%（4/32 例）；经 3 次以上化疗生存 5 年以上的 15 例（其中 6 例生存 10 年以上），占 41.67%（15/36 例）。

（三）讨论

恶性胶质瘤的治疗仍是目前神经外科领域内的一个困难课题，虽然有很多治疗方法的报道，但在近 20 年来其治疗效果无明显进展，尤其是其 5 年生存率鲜有超过 10%，10 年生存率更难见报道。本组患者我们曾在 1994 年报道过，当时认为罂粟碱可逆性开放血脑屏障动脉注药化疗恶性胶质瘤的方法具有简单、安全和有效的优点。目前 96 例患者的治疗时间都已超过 10 年，经总结证实了这一结论。

胶质瘤是浸润性生长，手术难以切除其浸润部分，这部分就是肿瘤复发的基础，术后对这部分肿瘤治疗得是否彻底，决定了其是否复发和复发的速度。开放血脑屏障化疗恶性胶质瘤，可以使化疗药物最大量地进入肿瘤内，达到最好的治疗效果，被认为是目前安全、有效的化学治疗恶性胶质瘤的方法。

本组患者的治疗结果和 SAS 统计学分析证实，患者的性别和病理类型对患者的预后没有明显的关系，统计学分析差异性不显著（$P=0.6212$）。患者的年龄（40 岁以下的患者和 40 岁以上患者比较）与生存期有密切关系，统计学分析有显著性差异（$P=0.0022$）。40 岁以下的患者 5 年生存率达 50%，这是今后治疗的重点，使这些患者得到全面的治疗，对肿瘤的手术应是越彻底越好。

本次、本组患者的治疗结果和 SAS 统计学分析与 1994 年本组患者的治疗结果和 SAS 统计学分析比较，化疗次数的多少已没有明显差异（$P=0.1891$）；手术切除肿瘤的范围统计学分析差异性不显著（$P=0.4066$）。这提醒我们，最早期的杀灭肿瘤细胞，对患者的预后有非常重要的意义，这取决于肿瘤细胞对放疗和化疗的敏感性。如果肿瘤细胞对放疗和化疗不敏感，放疗和化疗做得再多也无意义。

分析本组生存 10 年以上的 11 例的职业，发现农民 6 例（其中 1 例是农民的儿子，现在也是农民），工人 3 例，战士和儿童各 1 例；文化程度都在高中以下。可能与这些患者对恶性肿瘤的心理负担小、体内免疫系统功能很快恢复有关。术后很快恢复健康，参加工作。因此，重视对恶性肿瘤患者的心理治疗，心理调整也必将是很重要的一课。

参考文献（略）

[薛洪利．中华神经外科杂志．2003，19（1）：63]

二、罂粟碱开放血脑屏障动脉化疗 96 例恶性胶质瘤

1988 年 9 月至 1992 年 9 月我们对 96 例大脑恶性胶质瘤（间变性星形细胞瘤和胶

质母细胞瘤）患者，经颈动脉穿刺注入罂粟碱可逆性开放血脑屏障后，动脉注入卡氮芥（BCNU）进行治疗。经过 20～23 年随访，现将结果报告如下。

（一）资料与方法

一般资料：男 58 例，女 38 例；年龄 12～72 岁，平均 43.72 岁。经手术后病理证实胶质母细胞瘤 54 例，间变性星形细胞瘤 42 例。肿瘤在肉眼下全切除 57 例，次全切除 6 例，大部分切除 31 例，部分切除 2 例。

方法：全部患者均经颈动脉穿刺注入罂粟碱可逆性开放血脑屏障后，动脉注入 BCNU 进行治疗，即自颈动脉注入罂粟碱（0.3～0.4mg/kg）和卡氮芥（125～750mg/ 例）；共注药 216 次，每例 1～9 次不等，平均每例 2.25 次。

患者术后尽早进行动脉化疗，一般在 1 周内完成。患者出院后即行放疗，放疗结束后即行第二次化疗，以后每 8 周 1 次。

（二）结果

没有发现肝、肾和骨髓功能障碍者，也没有发现因化疗引起脑组织的改变。化疗反应：颈动脉注入卡氮芥后，患者常有 2～3 天的恶心或呕吐，一般给予维生素 B_6 口服即可。

96 例中 5 年生存率 25%（24/96 例）；10 年生存率 11.45%（11/96 例）；20 年生存率 10.4%（10/96 例）。目前仍有 10 例生存，1 例术后 13 年死于多器官功能衰竭（肿瘤未复发）；生存最长者 23 年多。生存的患者除 1 例 72 岁者（手术时 49 岁）术后 5 年患脑血栓，术后 23 年（2012 年 4 月）肿瘤在原位（颞枕）复发，其余都参加日常工作。

在生存 5 年以上的 24 例中男 16 例（其中 7 例生存 10 年以上），占 27.6%（16/58 例），女 8 例（其中 4 例生存 10 年以上），占 21.1%（8/38 例）；40 岁以下者 20 例（其中 6 例生存 10 年以上），占 50%（20/40 例），40 岁以上 4 例（其中 2 例生存 10 年以上），占 7.1%（4/56 例）；胶质母细胞瘤 8 例（其中 5 例生存 10 年以上），占 14.8%（8/54 例），间变性星形细胞瘤 16 例（其中 6 例生存 10 年以上），占 38.1%（16/42 例）；肿瘤全切除者 15 例（其中 6 例生存 10 年以上），占 26.3%（15/57 例）；次全切除者 2 例；大部分切除者 7 例（其中 5 例生存 10 年以上），占 22.6%（7/31 例）。经一次化疗生存 5 年以上的 5 例（其中 2 例生存 10 年以上），占 17.9%（5/28 例）；经 2 次化疗生存 5 年以上的 4 例（其中 3 例生存 10 年以上），占 12.5%（4/32 例）；经 3 次以上化疗生存 5 年以上的 15 例（其中 6 例生存 10 年以上），占 41.7%（15/36 例）。生存超过 10 年者，一般均能长期生存，本组 96 例中，仅有 1 例间变性星形细胞瘤在术后 13 年，死于多器官衰竭（肿瘤没有复发）。

对 21 例恶性胶质瘤患者进行血管内皮生长因子（vascular endothelial growth factor, VEGF）阳性表达的研究。其中生存期在 10 年以上者 10 例（为 1 组），12 个月以下的 11 例（为 2 组），第 3 组为正常脑组织对照。

VEGF 阳性结果判断：高倍镜下每张切片选 5 个视野，每个视野计数不少于 50 个细胞，阳性细胞 <10% 为 -、10%～25% 为 +、26%～50% 为 ++、51%～70% 为 +++、>70% 为 ++++。阳性染色定位于肿瘤细胞的胞质内，呈棕黄色。正常脑组织无阳性表达。3 组脑组织 VEGF 的表达结果见表 6-4。

表 6-4　3 组脑组织 VEGF 的表达结果

组别	例数	结果					VEGF 阳性率 (%)
		—	+	++	+++	++++	
1 组	10	0	10	0	0	0	100
2 组	11	0	3	6	2	0	100
3 组	4	4	0	0	0	0	0

实验表明，VEGF 表达在长期生存组（1 组）比在短期生存组（2 组）明显上调，差异有显著性（$P < 0.05$）。长期生存者 VEGF 均表达 +，而在短期生存者多数表达 ++ ~ +++。

（三）讨论

脑恶性胶质瘤的治疗仍是目前神经外科领域内的一个困难课题，虽然有很多治疗方法的报道，但在近 20 年来其治疗效果无明显进展，尤其是其 5 年生存率鲜有超过 10%，10 年生存率更难见报道。本文 96 例患者的治疗时间都已超过 20 年，目前生存 10 例，20 年生存率 10.4%（10/96 例）。

本组患者我们曾在 1994 年和 2003 年分别报道过，当时认为罂粟碱可逆性开放血脑屏障动脉注药化疗恶性胶质瘤的方法具有简单、安全和有效的优点。经随访、总结证实了这一结论。胶质瘤是浸润性生长，手术难以切除其浸润部分，这部分就是肿瘤复发的基础，术后对这部分肿瘤治疗得是否彻底，决定了其是否复发和复发的速度。开放血脑屏障化疗恶性胶质瘤，可以使化疗药物最大量地进入肿瘤内，达到最好的治疗效果，被认为是目前安全、有效的化学治疗恶性胶质瘤的方法。

除了动脉化疗以外，手术治疗也是恶性胶质瘤患者长期生存的重要原因。如何掌握恶性胶质瘤的手术时机，也非常重要。手术治疗是解除颅内高压最快，去除肿瘤最彻底的方法，能为下一步的治疗提供宝贵的时间。本组 96 例患者有 94 例是在出现颅内高压或肢体瘫痪后即行手术治疗的。另外 2 例是在病变出现 8 年后方行手术治疗的，其中 1 例为丘脑胶质母细胞瘤，1982 年头部 CT 见右丘脑有一直径 1.0cm 的圆形低密度影，以后每年增大，1990 年增大为一直径 6.0cm 混合密度影，并出现头痛、呕吐及左半身瘫，手术后病理为胶质母细胞瘤，经放疗和颈动脉注药治疗生存 6 年（病后生存 14 年），因左侧不全瘫痪，不慎自楼梯摔下致死。另 1 例为 1993 年因癫痫行头部 CT 见右额顶叶一个 5.0cm × 3.0cm 的低密度区，无占位效应，2000 年患者出现颅内高压症状及左半身瘫，手术后病理为间变性星形细胞瘤，经放疗、颈动脉注药治疗和干扰素治疗，患者于 2012 年因多脏器器官衰竭死于上海（病后生存 19 年）。试想一下，如果这 2 例患者发现病变即手术，患者是否还能生存这么多年？因此我们认为，对于无占位效应的低密度病变可以进行跟踪观察，以选定最佳手术时机。对于功能区的肿瘤，如运动区、丘脑和中脑桥，我们认为应该首选手术切除肿瘤，这样才能为进一步的治疗争取时间。手术切除的范围从本组患者的生存情况看，应是肿瘤切除得越彻底越好。

恶性胶质瘤患者的长期生存离不开放射治疗，放疗可以延长恶性胶质瘤患者的生存期，本组患者的术后放疗剂量是 55~65Gy，术前没有行放疗。肿瘤复发后，有 3 例行 X-刀治疗，其中病变直径＜3.0cm 的 2 例，另 1 例因肿瘤太大，而行手术治疗。我们认为肿瘤复发后直径少于 3.0cm 的可以行立体定向治疗，否则应行手术治疗。

在化疗中，选择哪一种化疗方法，这是患者和医生都很纠结的事情。我们的对比研究和实验及其他作者的经验认为，静脉注药难以达到治疗恶性胶质瘤的目的，动脉注药是有效的治疗方法。对于是否开放血脑屏障化疗意见不一。根据我们的经验，开放血脑屏障进行化疗对治疗恶性胶质瘤是有意义的，本组患者的 20 年生存率达 10.4%，足以说明其有效性。在动脉注药中是选择颈内动脉注药还是超选择动脉化疗，我们认为在不损伤视力的情况下应行颈内动脉注药化疗，这是因为恶性胶质瘤的生长可侵及整个大脑半球甚至对侧半球，单纯选择一根动脉化疗，难以达到治疗目的，只有大面积的注药才能杀灭浸润生长的瘤细胞，达到治疗的目的。

本组患者的治疗结果和 SAS 统计学分析证实，患者的性别和病理类型对患者的预后没有明显的关系，统计学分析差异性不显著（$P=0.6212$）。患者的年龄（40 岁以下的患者和 40 岁以上患者比较）与生存期有密切关系，统计学分析有显著性差异（$P=0.0022$）。40 岁以下的患者 5 年生存率达 50%，这是今后治疗的重点，使这些患者得到全面的治疗，对肿瘤的手术应是越彻底越好。

目前研究认为，血管内皮细胞中的 VEGF 是作用最强、特异性最高的血管形成因子之一，与胶质瘤的侵袭性有密切关系。本研究的结果显示：正常脑组织中无 VEGF 表达（图 6-5）；在 21 例恶性胶质瘤中，长期生存组中 VEGF 均表达 +，而在短期生存组多数表达 ++ ~ +++（图 6-6）。

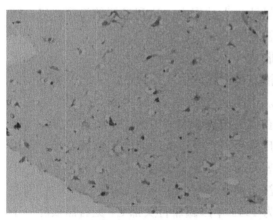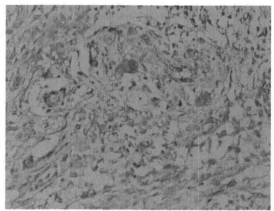

图 6-5　VEGF 在正常脑组织标本中无表达（200 倍）　图 6-6　VEGF 在胶质母细胞瘤标本中高表达（200 倍）

VEGF 表达在长期生存组（1 组）和短期生存组（2 组）比较，差异有显著性（$P < 0.05$）。Abdulrauf 等对 22 年间的 74 例术后病理诊断为纤维型星形细胞瘤的病例标本进行了检测分析，39 例 VEGF 阳性患者平均存活时间为 5.3 年，而 35 例 VEGF 阴性患者平均存活时间为 11.2 年。Yaoa 等发现 VEGF 阳性的低级别胶质瘤和胶质母细胞瘤与 VEGF 阴性的胶质瘤患者相比，前者的平均生存期明显较后者要短，差异有统计学意义。本文结果与上述报道结果相一致。其作用机制可能是 VEGF 通过与内皮细胞上的两个特殊受体 flt-1 和

kdr/flk-1作用，直接刺激内皮细胞增殖，促进血管生成，是重要的血管生成的正调节因子，提高血管通透性，引起血浆蛋白外渗。

参考文献（略）

[薛洪利．临床神经外科杂志．2014，11（1）：64-66]

第五节　顺铂、卡铂治疗大脑恶性胶质瘤

一、顺铂、卡铂治疗大脑恶性胶质瘤的概述

顺铂（CDDP）分子量300.05，是一种金属铂类络合物，具有抗瘤谱广、对乏氧细胞有效的特点，能与DNA结合成交叉链，从而破坏DNA的功能不能复制。高浓度时，可以抑制DNA和蛋白质的合成。体外试验中，可见到很好的抗肿瘤特性，是一种细胞增殖周期非特异性药物，但对肾、神经系统等有毒性。

卡铂（CBDCA）分子量371.25，是第二代铂类抗肿瘤药物。可引起靶细胞DNA的链间及链内交联，破坏DNA而抑制肿瘤的生长。其肾、消化道反应及耳毒性较顺铂低。自20世纪80年代初期起，顺铂和卡铂先后被用于颅内恶性肿瘤的治疗，取得了一定的疗效。现将其在临床的应用情况做一介绍。

顺铂和卡铂的分子量比较大，在正常情况下不能通过血脑屏障。在静脉用药后，动物和人的脑组织、脑脊液中不能发现。因而目前大多数作者采用动脉给药治疗颅内恶性肿瘤。他们认为动脉给药可以增加恶性肿瘤内的含药量。在猴的实验中，动脉给药在脑内的含量比静脉给药高4倍。动脉给药可减少全身的不良反应。

按WHO的肿瘤分类，恶性胶质瘤包括间变性胶质瘤和胶质母细胞瘤。目前对其治疗仍是十分困难，其中位生存期不超过1年。

给药方法及用量

1. 静脉给药

顺铂35～40mg/m^2，每天1次，3天为1疗程，每3周行1疗程治疗。

卡铂100～400mg/m^2，2小时内注入，每4周1次。

疗效：Stewart等1983年报道了用顺铂治疗的31例恶性胶质瘤患者，其中4例效果良好，3例病情稳定。Auderson报道了29例恶性胶质瘤患者用卡铂治疗，其中位生存期是32周。Posson等所治疗的20例恶性胶质瘤患者，其中位生存期是6个月。Brandes等报道用卡铂和卡氮芥联合治疗24例恶性胶质瘤患者，最长生存190周，中位生存期是48.5周。Mastrangelo曾治疗3例髓母细胞瘤，获得较好的效果。Ameri等治疗31例恶性胶质瘤患者，其中位生存期达51周。

2. 动脉给药

自股动脉插管到颈内动脉或椎动脉。在颈内动脉的导管端位于颈2椎体水平；在椎动脉内的导管端位于颈5椎体水平。

顺铂50～100mg/m^2，每6～8周1次。

卡铂 $50\sim100mg/m^2$，每 $6\sim8$ 周 1 次。

疗效：Herbert 等报道了动脉注入顺铂 $58\sim100mg/m^2$ 治疗 12 例复发恶性胶质瘤患者，共治疗 24 次，平均每人用药 266mg。其中 11 例病情明显改善，1 例肿瘤反应良好（未报道生存期）。Assietti 等报道了动脉注入顺铂治疗 14 例复发恶性胶质瘤患者，其中位生存期 56 周。Hiesger 等报道了动脉注入顺铂治疗胶质瘤 155 例，其中 11% 是低级别的胶质瘤，中位生存期 10 个月。Cloughesy1999 年报道了用 RMP-7（一种血管活性药物、缓激肽激动剂）颈动脉注入开放血脑屏障后注入卡铂 $100mg/m^2$ 治疗复发的恶性胶质瘤 11 例，生存期达 106 周。该作者认为本法安全，易接受，为胶质瘤的治疗提供了一种新的、有效的方法。Arafat 等 1999 年报道了动脉注药治疗的 173 例恶性瘤患者中 71 例是胶质母细胞瘤，其中位生存期是 23 个月。近年来，Newton 等也报道了经动脉注入卡铂治疗高级别胶质瘤，获得较好的效果；国内盖青青等也认为卡铂治疗胶质瘤有效。

3. 顺铂、卡铂治疗后的不良反应

应用顺铂、卡铂治疗，一般反应不大，而在动脉注药的不良反应更小于静脉注药。常见的不良反应有恶心、呕吐，一般在停药后 $2\sim3$ 天即可消失。骨髓抑制的报道不多。癫痫可有发生。当剂量较大时（$180mg/m^2$ 或 12mg/kg）或自椎动脉注药时，可发生听力下降甚至全聋以及其他神经损伤。这两种药物对比起来，卡铂的不良反应较少，Packer 等在对 78 例患者的治疗中，没有 1 例因不良反应而停止治疗。没有见到失明、脑出血者。

综上所述，顺铂、卡铂仍不失为一种有效的恶性胶质瘤的治疗药物，只是由于其分子量较大，难以透过血脑屏障，而影响其治疗效果。血脑屏障开放后注药化疗是提高其疗效的可靠方法，已为 Cloughesy 所证实。

参考文献（略）

（沈阳东北国际医院　薛洪利）

二、颈动脉注入卡氮芥与注入卡氮芥 + 卡铂治疗恶性胶质瘤的对比观察

卡氮芥被认为是目前治疗恶性胶质瘤最好的药物，但在颈动脉注入后有的患者可出现明显的眼部疼痛，甚至发生视神经损伤、脑出血及脑血栓形成并发症。为了减少这些并发症，我们对 5 种化疗方法进行对比观察证实罂粟碱开放血脑屏障后化疗是治疗恶性胶质瘤最有效的方法。自 1993 年起历时 10 年，对 40 例恶性胶质瘤患者进行了血脑屏障开放后颈动脉注入卡氮芥与卡氮芥 + 卡铂治疗恶性胶质瘤的对比观察，并进行了 10 年随访观察。现将结果报告如下。

（一）临床资料

40 例恶性胶质瘤随机分为 2 组，各 20 例：Ⅰ组注入卡氮芥；Ⅱ组注入卡氮芥 + 卡铂。

Ⅰ组 20 例中男 11 例，女 9 例。年龄 $26\sim59$ 岁，平均 45.03 岁。病理分类：胶质母细胞瘤 13 例，间变性星形细胞瘤 7 例。肿瘤肉眼下全切除 11 例，次全切除 1 例，大部分切除 8 例。

Ⅱ组 20 例中男 11 例，女 9 例。年龄 $22\sim60$ 岁，平均 38.2 岁。病理分类：胶质母细胞瘤 13 例，间变性星形细胞瘤 7 例。肿瘤肉眼下全切除 12 例，次全切除 1 例，大部

分切除 7 例。

（二）治疗方法和效果

肿瘤切除后 1 周内全部经颈动脉注药化疗。Ⅰ组是自颈动脉注入罂粟碱（0.3～0.4mg/kg 体重）和卡氮芥（125～750mg/次），其中一次注药 125mg 的 1 例，因眼部疼痛而不能继续注药，只治疗 2 次，其余 19 例虽然按计划完成治疗，但眼部症状仍很明显；Ⅱ组是自颈动脉注入罂粟碱（0.3～0.4mg/kg 体重）和卡氮芥（125mg）+卡铂（0.3g/次），全部患者都按计划完成治疗，有的患者虽有眼部不适，但不影响治疗。Ⅰ组平均化疗 2.1 次，Ⅱ组平均化疗 1.95 次。出院后行放射治疗一疗程（放射量 55～65Gy），而后每 8 周动脉化疗 1 次。在每次化疗后的血液检查中没有发现血液功能异常者及肝肾功能障碍者，在复查的影像中没有见到脑出血和脑软化者。

全部患者得到随访，时间 10 年。Ⅰ组平均生存期 35.25 个月，中位生存期 23.33 个月；Ⅱ组平均生存期 49.55 个月，中位生存期 29.4 个月。统计学分析两组差异无显著意义（P=0.25）。手术后生存满 10 年的有 4 例（两组各 2 例），其中胶质母细胞瘤 3 例，间变性星形细胞瘤 1 例；手术后生存满 5~10 年的 4 例（Ⅰ组 1 例，Ⅱ组 3 例），其中胶质母细胞瘤和间变性星形细胞瘤各 2 例。

（三）讨论

恶性胶质瘤的治疗目前仍然十分困难，手术、放疗和化疗及其他治疗仍是治疗恶性胶质瘤的基本手段。一般认为胶质母细胞瘤的平均生存期不超过 1 年，间变性胶质瘤的平均生存期不超过 2 年。5 年生存率不超过 10%。

我们的对比研究及其他学者的经验表明，动脉注药是较静脉注药更为有效的治疗方法。开放血脑屏障进行化疗是目前治疗恶性胶质瘤最有效的方法。关于注药的途径，我们认为在不损伤视力的情况下应行颈内动脉注药化疗，这是因为恶性胶质瘤的生长可侵及整个大脑半球甚至对侧半球，单纯选择一根动脉化疗，难以达到治疗目的，只有大面积的注药才能杀灭浸润生长的瘤细胞，达到治疗的目的。

目前认为卡氮芥是治疗恶性胶质瘤最有效的药物，卡铂次之。但是动脉应用卡氮芥患者的反应剧烈，尤其是在注药时，患者眼部疼痛难以忍受，我们应用罂粟碱开放血脑屏障后注药，减轻了患者的痛苦，但眼部症状在注药 5～10 分钟后仍较明显。为了减轻患者的痛苦，而不降低疗效，进行颈动脉注入卡氮芥与注入卡氮芥+卡铂治疗大脑恶性胶质瘤效果对比观察。从本文对比观察结果看，注入卡氮芥+卡铂的效果与动脉注入卡氮芥的效果基本一致，没有发现重要器官损伤及血液功能障碍，为治疗恶性胶质瘤找到一种患者痛苦少、效果好的方法。

参考文献（略）

[薛洪利. 沈阳部队医药. 2005，18（1）：19]

三、颈动脉注入罂粟碱、卡氮芥和卡铂治疗大脑恶性胶质瘤

自 1993 年 3 月起到 2001 年 3 月止，共对 105 例大脑恶性胶质瘤患者，用罂粟碱开放血脑屏障后，注入卡氮芥（BCNU）和卡铂（CBDCA）进行治疗。效果满意，报告如下。

（一）临床资料

一般资料：本组 105 例，男 63 例，女 42 例。年龄 14~76 岁，平均 39.15 岁。均经术后病理证实为恶性胶质瘤，按 WHO 分类胶质母细胞瘤 47 例，间变性星行细胞瘤 58 例。行肉眼下肿瘤全切除的 78 例，次全切除的 6 例，大部分切除的 21 例。术后全部患者先化疗 1 次后再行放疗，放疗量 50~65Gy。

化疗方法：患者术后尽早进行，一般在 1 周内完成。关于罂粟碱开放血脑屏障的方法我们已介绍过。血脑屏障开放后自颈动脉注入卡铂 0.3mg（5~10 分钟），而后注入卡氮芥 125mg（10 分钟）。患者出院后即行放疗，放疗结束后即行第二次化疗，以后每 8 周 1 次。其中化疗 9 次、5 次的各 1 例，4 次 3 例，3 次 23 例，2 次 21 例，1 次 58 例，全组患者共行化疗 195 次，平均 1.9 次。

化疗反应：除颈动脉注入卡氮芥反应外，颈动脉注入卡铂患者一般无不良反应，化疗后患者常有 2~3 天的恶心或呕吐。没有发现肝、肾和骨髓功能障碍者，也没有发现因化疗引起脑组织的改变。

结果：本组患者被随访到 2001 年 3 月底，随访时间 1 个月到 8 年。生存时间最长 7 年 8 个月。105 例患者的平均生存期是 102.43 周。5 年生存率 25.53%（12/47 例），目前生存的还有 10 例患者。

（二）讨论

恶性胶质瘤的治疗目前仍十分困难，其 5 年生存率鲜过 10%。我们曾报告用罂粟碱开放血脑屏障后注入卡氮芥治疗恶性胶质瘤，5 年生存率达 22.97%。但由于卡氮芥为脂溶性药物，其溶剂中含有酒精，对神经和血管组织有很强的刺激性，尤其是对眼睛的刺激最为明显，有失明的报道。为了减小卡氮芥的不良反应，增加治疗效果，自 1993 年起，我们在血脑屏障开放后注入卡氮芥和卡铂治疗恶性胶质瘤。卡氮芥和卡铂都是细胞周期非特异性药物。卡氮芥抑制 DNA 生物合成过程的酶系统，影响 DNA 合成，能杀伤休息中和分裂中的细胞，对增殖细胞的活力更强。应用历史悠久，是被认为是目前治疗大脑胶质瘤最好的药物。卡铂是第二代铂类抗肿瘤药物，可引起靶细胞 DNA 的链间及链内交联，破坏 DNA 而抑制肿瘤的生长。其肾、消化道反应及耳毒性较顺铂低。

自 20 世纪 80 年代初期起，卡铂被用于颅内恶性肿瘤的治疗。卡铂的分子量比较大（371.25），在正常情况下不能通过血脑屏障。在静脉用药后，动物和人的脑组织、脑脊液中不能发现。因而目前大多数学者采用动脉给药治疗颅内恶性肿瘤。他们认为动脉给药可以增加恶性肿瘤内的含药量。在猴的实验中，动脉给药在脑内的含量比静脉给药高 4 倍。动脉给药可减少全身的不良反应。Herbert 等报道了动脉内注入顺铂 58~100mg/m^2

治疗 12 例复发恶性胶质瘤患者，共治疗 24 次，平均每人用药 266mg。其中 11 例病情明显改善，1 例肿瘤反应良好。Assietti 等报道了动脉注入顺铂治疗 14 例复发恶性胶质瘤患者，其中位生存期 56 周。Hiesger 等报道了动脉注入顺铂治疗胶质瘤 155 例，其中 11% 是低级别的胶质瘤，中位生存期 10 个月。Cloughesy1999 年报道了用 RMP-7（一种血管活性药物、缓激肽激动剂）颈动脉注入开放血脑屏障后注入卡铂 100mg/m^2，治疗复发的恶性胶质瘤 11 例，生存期达 106 周。该作者认为本法安全，易接受，为胶质瘤的治疗提供了一种新的、有效的方法。Arafat 等 1999 年报道了动脉注药治疗的 173 例恶性瘤患者中 71 例是胶质母细胞瘤，其中位生存期是 23 个月。卡铂治疗后的不良反应一般不大，而在动脉注药的不良反应更小于静脉注药。常见的不良反应有恶心、呕吐，一般在停药后 2~3 天即可消失。骨髓抑制的报道不多。当剂量较大时（180mg/m^2 或 12mg/kg）或自椎动脉注药时，可发生听力下降甚至全聋以及其他神经损伤。Packer 等在对 78 例患者的治疗中，没有因不良反应而停止治疗的，没有见到失明、脑出血者。

本组 105 例采用卡氮芥和卡铂治疗，没有发现明显的不良反应，注药后有发生恶心、呕吐者，一般 2~3 天自行消失，较重者可以口服维生素 B$_6$。由于减少了卡氮芥的应用，患者注药时眼部症状减少了许多。而患者的 5 年生存率达到 25.53%。这证实了这两种药物的联合应用是安全、有效的。

参考文献（略）

[薛洪利．沈阳部队医药．2002，9（5）：368-369]

第七章　相关基础研究

恶性胶质瘤患者生存时间与 PCNA、VEGF 和 PTEN 的关系

摘要　目的：探讨增殖细胞核抗原（proliferating cell nuclear antigen，PCNA）、血管内皮生长因子（vascular endothelialgrowth factor，VEGF）及人 10 号染色体上缺失的磷酸酶和张力蛋白类似物（phosphatase and tensin homolog deleted on chromosometen，PTEN）表达产物与恶性胶质瘤（WHO2000 Ⅲ ~ Ⅳ 级）的预后关系。方法：应用免疫组织化学二步法检测 21 例恶性胶质瘤组织及 4 例正常脑组织中 PCNA、VEGF 和 PTEN 蛋白的表达。结果：恶性胶质瘤患者生存期的不同与 VEGF 和 PTEN 蛋白表达均有显著性差异（$P < 0.05$），而与 PCNA 的表达无显著性差异（$P > 0.05$）。恶性胶质瘤的 VEGF 和 PTEN 蛋白表达具有显著负相关性（$r=-0.691$，$P < 0.01$），PCNA 和 VEGF 表达具有正相关性（$r=0.541$，$P < 0.05$），PCNA 和 PTEN 表达无相关性（$P > 0.05$）。结论：恶性胶质瘤 VEGF 和 PTEN 蛋白表达与患者预后关系密切，可能成为其预后判断的生物学标记，而 PCNA 对于恶性胶质瘤患者预后意义不大。

关键词　恶性胶质瘤，生存时间，PCNA，VEGF，PTEN。

胶质瘤是神经系统最常见的原发性肿瘤，相同病理类型和级别的胶质瘤，治疗效果存在很大差异。同样的胶质母细胞瘤，多数患者的生存时间不超过 1 年，但也有部分患者可以生存 5 年甚至 10 年以上。治疗上的差异、患者年龄、肿瘤部位和患者免疫力无疑是重要的影响因素，但肿瘤内在的生物学特性，特别是分子水平的差异应该是关键所在，仍有许多尚待进一步的研究。本文采用免疫组织化学法探讨恶性胶质瘤患者生存期与 PCNA 、VEGF 和 PTEN 表达的相关性。

（一）材料与方法

标本来源：病理存档石蜡包埋标本 21 例，均由沈阳军区总医院全军神经医学研究中心提供，系 1987—1996 年人脑恶性胶质瘤标本，均经 10% 甲醛常规固定，石蜡包埋存档。

临床资料：21 例恶性胶质瘤患者，男 15 例，女 6 例，平均发病年龄 37.1 岁（13 ~ 74 岁），均经常规病理检查证实，1 例复发，1 例由胶质细胞增生演变而来，其余均为第一次手术。按 WHO（2000）分级，Ⅲ级 9 例，Ⅳ级 12 例。正常对照 4 例为脑外伤术中减压切除的脑组织。

21 例恶性胶质瘤患者随访截止日期为 2006 年 1 月，其中生存期在 12 个月以下的 11 例，10 年以上者 10 例。本研究将其分为 3 组：1 组为长生存期组（10 例），2 组为短生存期组（11 例），3 组为正常对照。

（二）实验操作步骤

（1）主要试剂：即用型 PCNA、VEGF 和 PTEN 鼠单克隆抗体，PV-9000 通用型二步法检测试剂盒、EDTA 修复液及 DAB 试剂盒均购自北京中杉金桥生物技术公司。

（2）PCNA、VEGF 和 PTEN 蛋白免疫组化检测：常规切片脱蜡，水化，微波法处理，3% H_2O_2 室温孵育 5~10 分钟，以消除内源性过氧化物酶的活性，滴加一抗工作液，37℃孵育 1~2 小时，滴加第二抗体，室温孵育 20~30 分钟，DAB 显色剂显色，苏木素复染，脱水透明，封片。

（三）阳性结果判断

PCNA 以肿瘤细胞核呈棕褐色为阳性，正常脑组织中 PCNA 阳性表达率极低。VEGF 阳性染色定位于肿瘤细胞的胞浆内，呈棕黄色，少数血管内皮细胞也呈阳性表达，而正常脑组织无阳性表达。PTEN 阳性表达为淡黄色至棕褐色物质，定位于细胞浆/核。以磷酸盐缓冲液（PBS）代替一抗做阴性对照，以已知的阳性对照片做阳性对照。阳性结果判断：高倍镜下每张切片选 5 个视野，每个视野记数不少于 50 个细胞，阳性细胞 <10% 为 –、10%~25% 为 +、25%~50% 为 ++、50%~70% 为 +++、>70% 为 ++++。

（四）统计学分析

采用 SPSS11.5 统计软件对所获数据进行统计学分析。根据实验资料要求，选用非参数秩和检验及相关性分析进行数据处理，以 $P < 0.05$ 为差异有显著性的检验标准。

（五）结果

1. PCNA、VEGF 和 PTEN 免疫组织化学染色

PCNA、VEGF 和 PTEN 蛋白表达见表 7-1。统计学分析表明（非参数秩和检验）：1、2 两组比较，VEGF 和 PTEN 蛋白表达差异均有显著性（$P < 0.05$），PCNA 表达的差异无显著意义（$P > 0.05$）。1、2 两组的恶性胶质瘤分别与正常对照的 3 组比较，PCNA 和 VEGF 蛋白表达差异均有显著性（$P < 0.05$），PTEN 表达在 1 组和 3 组间有差异（$P < 0.05$），PTEN 表达在 2 组和 3 组间无意义（$P > 0.05$）。

2. PCNA、VEGF 和 PTEN 的相关性分析

统计学相关性分析表明（Spearman rank correlation）：人脑恶性胶质瘤 VEGF 和 PTEN 蛋白表达具有显著负相关性（$r=-0.691$，$P < 0.01$），PCNA 和 VEGF 表达具有正相关性（$r=0.541$，$P < 0.05$），PCNA 和 PTEN 表达无相关性（$P > 0.05$）。

表 7-1　3 组脑组织 PCNA、VEGF 和 PTEN 蛋白的表达结果

组别	例数	结果					阳性率（%）
		−	+	++	+++	++++	
PCNA							
1 组	10	0	1	1	6	2	100
2 组	11	0	0	0	4	7	100
3 组	4	1	3	0	0	0	75
VEGF							
1 组	10	0	10	0	0	0	100
2 组	11	0	3	6	2	0	100
3 组	4	4	0	0	0	0	0
PTEN							
1 组	10	0	1	1	2	6	100
2 组	11	6	1	2	1	1	45.5
3 组	4	2	2	0	0	0	50

（六）讨论

细胞恶变最突出的特征是失去生长抑制，因此正确统计肿瘤中增殖细胞所占的比例，对评价预后很有意义。PCNA 通常作为细胞增殖的标志，在许多肿瘤中，PCNA 的表达水平直接和肿瘤恶性度相关。PCNA 是一种仅在增殖细胞中合成与表达，其分子量为 36kD 的酸性非组胺核蛋白，人类 PCNA 基因位于第 20 号染色体。它是 DNA 复制和 DNA 修复所必需的辅助蛋白，它刺激 DNA 多聚酶 δ 的合成及活性，并参与调节或直接参与 DNA 的复制与修复。国内外研究已证实脑胶质瘤的恶性程度越高，PCNA 的表达越强，可作为判断胶质瘤恶性程度及预后的指标。本研究应用免疫组化法检测肿瘤细胞中的 PCNA 以确定其对恶性胶质瘤患者预后的意义，结果显示在 21 例恶性胶质瘤标本中 PCNA 的阳性表达与生存期的长短并无显著差异（$P > 0.05$），而与正常脑组织相比有显著差异（$P < 0.05$）。PCNA 在 21 例恶性胶质瘤标本中 19 例呈强阳性（+++ ~ ++++）表达，仅 2 例为低表达（+ ~ ++）；4 例正常脑组织呈阴性或低表达（− ~ +）（图 7-1、图 7-2）。结果证实 PCNA 表达与恶性胶质瘤患者预后无关，与胶质瘤组织学分级相关，此结果与国内外研究已证实 PCNA 的表达对与预后有一定意义的观点并不相矛盾。因为总体说，随着分级增高，胶质瘤的分化程度越低或增殖程度增高，高级别胶质瘤（Ⅲ ~ Ⅳ级）预后相对于低级别胶质瘤（Ⅰ ~ Ⅱ级）要差。本文探讨的是 PCNA 的表达与单一的高级别胶质瘤患者预后关系，故不相矛盾。

目前认为，血管内皮细胞中血管内皮生长因子（VEGF）是作用最强、特异性最高的血管形成因子之一，与胶质瘤的侵袭性有密切关系。人类 VEGF 基因位于染色体

的 6p21，全长 28kB。编码 VEGF 的基因长约 14kB，由 8 个外显子和 7 个内含子交替构成，其 mRNA 的不同剪接产生 5 种异构体，即：VEGF-121，145，165，189 和 206。VEGF 必须与受体结合才能发挥作用，VEGF 受体有两类：VEGFR1 和 VEGFR2，也即 fms 样酪氨酸激酶（fms-like tyrosine kinase，flt-1）和激酶插入受体（kinase insert domain containing receptor）/ 肝胎激酶 1（fetal liver kinase 1，kdr/flk-1）。其作用机制是：①通过与内皮细胞上的两个特殊受体 flt-1 和 kdr/flk-1 作用，直接刺激内皮细胞增殖，促进血管生成，是重要的血管生成的正调节因子。②提高血管通透性，引起血浆蛋白外渗，改善细胞外基质。本研究的结果显示：正常脑组织中无 VEGF 表达；两组胶质瘤组织均有 VEGF 表达；VEGF 表达在长期生存组（1 组）比在短期生存组（2 组）明显上调，差异有显著性（$P < 0.05$）。在 21 例恶性胶质瘤中，长期生存组中 VEGF 均表达 +，而在短期生存组多数表达 ++ ~ +++（图 7-3、图 7-4）。Bdulrauf 等对 22 年间的 74 例术后病理诊断为纤维型星形细胞瘤的病例标本进行了检测分析，39 例 VEGF 阳性患者平均存活时间为 5.3 年，而 35 例 VEGF 阴性患者平均存活时间为 11.2 年。Kubota 等发现 VEGF 阳性的低级别胶质瘤和胶质母细胞瘤与 VEGF 阴性的胶质瘤患者相比，前者的平均生存期明显较后者要短，差异有统计学意义。本文结果与上述报道结果相一致。

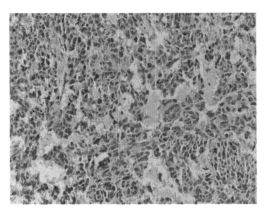

图 7-1　PCNA 在间变性星形细胞瘤标本中高表达（200 倍）

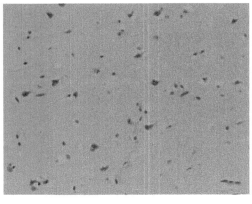

图 7-2　PCNA 在正常脑组织标本中低表达（200 倍）

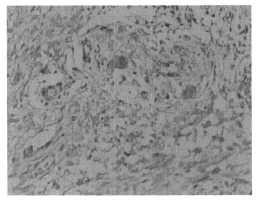

图 7-3　VEGF 在胶质母细胞瘤标本中高表达（200 倍）

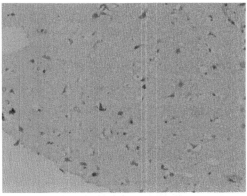

图 7-4　VEGF 在正常脑组织标本中无表达（200 倍）

PTEN 是 1997 年发现的第一个具有磷酸酶活性的抑癌基因，其变异与多种肿瘤有关，而脑胶质瘤是与 PTEN 基因缺失及突变关系最为密切的恶性肿瘤之一，PTEN 蛋白在细胞的生长发育、信号传导和细胞凋亡过程中起重要的作用。PTEN 基因位于人类染色体 10q23.3，全长 200kB，有 9 个外显子和 8 个内含子。其编码的蛋白能对酪氨酸和丝氨酸 / 苏氨酸残基脱磷酸化及使信号分子磷脂酰肌醇 -3，4，5- 三磷酸（PIP_3）去磷酸化，从而对细胞增生和细胞周期起调控作用。PTEN 蛋白的主要功能区具有与细胞骨架蛋白 tensin 和辅助蛋白 auxilin 的同源序列，在锚着点与肌动蛋白结合，并与该位点的复合物共同调节细胞生长，提示 PTEN 在维持细胞结构和信号传导中起一定作用。刘家刚等应用免疫组织化学法对 100 例恶性胶质瘤标本的 PTEN 表达进行检测与分析，发现 9 例 PTEN 阴性的多形性胶质母细胞瘤患者平均生存时间为 7 个月，手术后早期肿瘤复发，而 PTEN 阳性的患者平均生存时间为 18 个月，两组患者生存时间差异有统计学意义。Zhou 等对胶质瘤中影响生存时间的几种因素进行多元回归分析发现，包括 PTEN 在内的各因素可以解释恶性胶质瘤患者 55% 的生存时间变化。本研究也显示了两组胶质瘤组织 PTEN 蛋白的表达有显著差异（$P < 0.05$），在 10 例长期生存的胶质瘤患者中 PTEN 蛋白均表达，其中有 8 例 PTEN 蛋白呈高表达（+++ ～ ++++），仅 2 例是低表达。在 11 例生存期小于 12 个月的患者中，有 6 例 PTEN 蛋白呈阴性，其余 5 例阳性表达，其中仅 2 例是高表达（图 7-5、图 7-6）。这些提示，PTEN 是判断恶性胶质瘤患者预后的一个有意义的标记物。

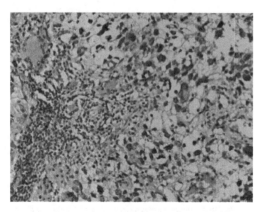 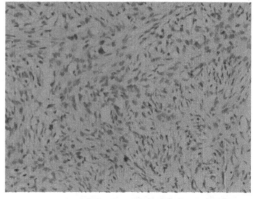

图 7-5　PTEN 在胶质母细胞瘤标本中高表达（200 倍）　　图 7-6　PTEN 在胶质母细胞瘤标本中低表达（200 倍）

本实验统计学相关性分析表明，PCNA 和 VEGF 表达具有正相关性（$r=0.541$，$P < 0.05$），提示 VEGF 表达强度愈高，肿瘤细胞增殖活性也愈高。由于 PCNA 在两组恶性胶质瘤标本中的表达差异无统计学意义，所以 PCNA 结合 VEGF 对判断恶性胶质瘤患者的预后意义不大。研究已表明，在高度恶性神经胶质母细胞瘤中 PTEN 的失活和 VEGF 的过表达是两个重要的共同事件。PTEN 是肿瘤抑制基因，在恶性胶质瘤的浸润、血管生成以及肿瘤转移中起到一定的抑制作用，而 VEGF 起促进作用，PTEN 对抑制 VEGF 的发生发展起一定作用。Pore 等研究发现，在人脑恶性胶质瘤细胞 PTEN 的突变可以协同活化的表皮生长因子受体从而促使 VEGF mRNA 增加，其主要途径是在转录水

平通过 PI3K/Akt 途径正向调节邻近的 VEGF 启动子。Gomez-Manzano 等观察到在含氧正常的情况下，在 PTEN 处理的细胞中 VEGF 下调，然而在 PTEN 处理的神经胶质母细胞瘤中显著减低内皮细胞的成长和迁徙的能力。本研究统计学相关性分析表明：人脑恶性胶质瘤 VEGF 和 PTEN 蛋白表达具有显著负相关性（$r=-0.691$，$P < 0.05$），与上述研究结果相符合。所以，联合检测 PTEN、VEGF 可作为判定胶质瘤侵袭转移能力的一项客观指标，对胶质瘤的预后判断具有重要意义。

参考文献

[1] liang Y，Diehn M，Watson N，et a1. Gene expression profiling reveals molecularly and clinicallydistinct subtypes ofglioblastoma multiforme[J]. Proc Natl Acad Sci USA，2005，102：5814.

[2] Kontopidis G，Wu SY，Zheleva Dl，et a1. Structural and biochemicalstudies of human proliferating cell nuclear antigen complexes provide arationale for cyclin associationand inhibitor design[J]. Proc Natl Acad Sci USA USA，2005，l02：l871.

[3] 马占龙，邓红. VEGF 及其促肿瘤血管形成作用的研究进展 [J]. 江苏医药，2004，30：50.

[4] 黄强，陈忠平，兰青. 胶质瘤 [M]. 北京：中国科学技术出版社，2000：154.

[5] Abdulrauf S1，Edvardsen K，Ho KL，et a1. Vascular endothelialgrowth factor expression and vascular density as prognosticmarkers of survival in patients with low-grade astrocytoma[J]. JNeurosurg，1998，88：513.

[6] Yao Y，Kubota T，sato K，et a1. Prognostic value of vascularendothelial growth factor andits receptors Flt-1 and Flk-1in astrocytic tumours[J]. Acta Neurochir（Wien），2001，143：159.

[7] 刘家刚，刘艳辉，蔡敬. EGFR、PTEN 在常见恶性脑肿瘤中的表达及意义 [J]. 四川大学学报（医学版），2006，37：868.

[8] Zhou YH，Tan F，Hess KR，et al. The expression of PAX6，PTEN，Vascular endothelialgrowth factor，and epidermalgrowth factor recperor in gliomas：relationship to tumor grade and survival[J]. Clin Cancer Res，2003，9：3369.

[9] Pore N，Liu S，Haas-Kogan DA，et al. PTEN mutation and epidermal growth factor receptor activation regulate vascular endothelial growth factor（VEGF）mRNA expression in human glioblastoma cells by transactivating the proximal VEGF promoter[J]. Cancer Res，2003，63：236.

[10] Gomez-Manzano C，Fueyo J，Jiang H，et al. Mechanisms underlying PTEN regulation of vascular endothelial growth factor and angiogenesis[J]. Ann Neurol，2003，53：109.

[薛洪利，邵双伟. 沈阳部队医药，2009，22（2）：75-77]

彩　图

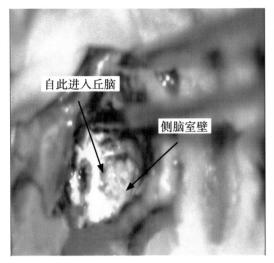

自此进入丘脑

侧脑室壁

图 5-5　自侧脑室前壁进入

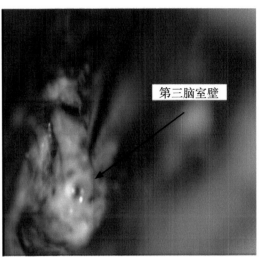

第三脑室壁

图 5-6　肿瘤切至第三脑室侧

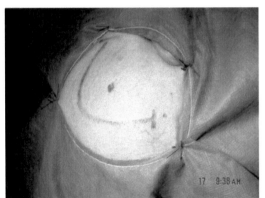

图 5-10　皮肤切口线

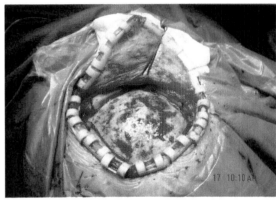

图 5-11　颅骨骨窗

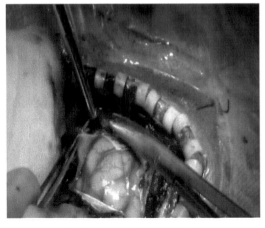

图 5-12　十字切开硬脑膜

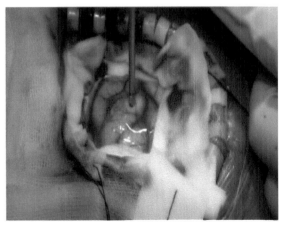

图 5-13　脑室针穿刺侧脑室

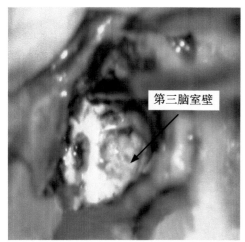

第三脑室壁

图 5-14　进入侧脑室三角部

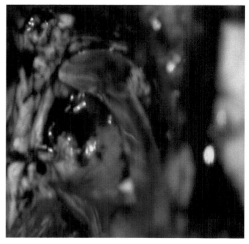

图 5-15　取瘤钳取瘤

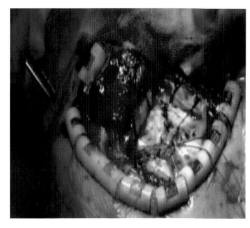

图 5-16　缝合修补硬脑膜

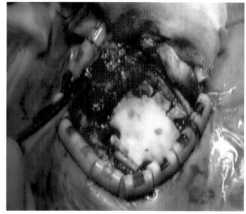

图 5-17　恢复骨瓣

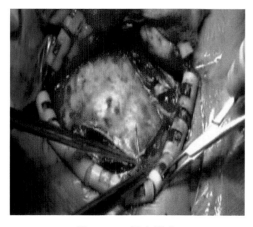

图 5-18　缝合肌肉

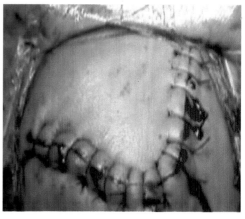

图 5-19　缝合头皮

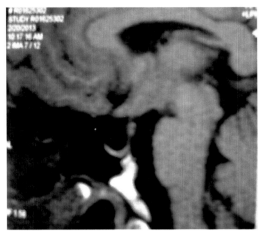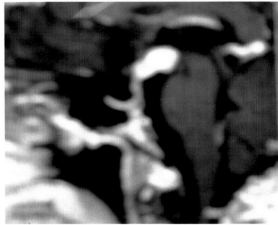

图 5-24　术前 MRI

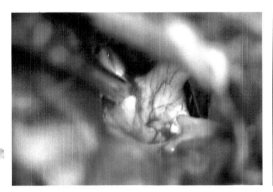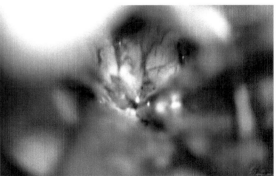

图 5-25　视交叉后部呈淡蓝色　　　　　图 5-26　切开终板，可见肿瘤

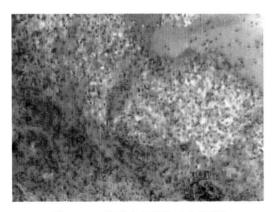

图 5-27　术后病理图片（未分类）

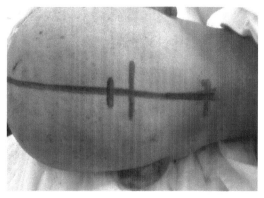

图 5-34　手术切口画线

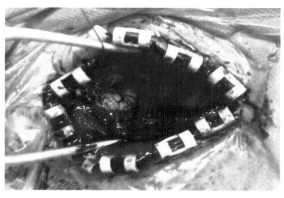

图 5-35　去除骨瓣后

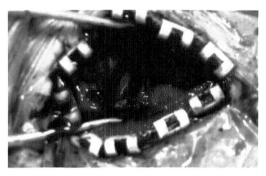

图 5-36　修补硬脑膜

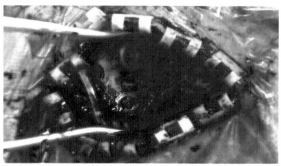

图 5-37　颅骨锁固定骨瓣

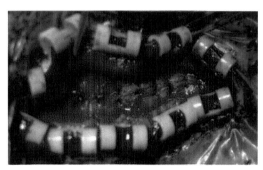

图 5-38　缝合肌肉

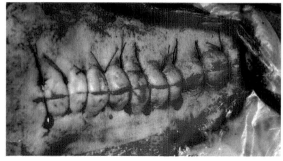

图 5-39　缝合皮肤

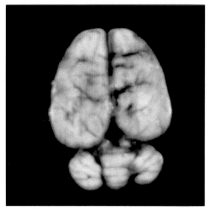

图 6-1　大鼠颈内动脉注入罂粟碱 30 分钟后，大、小脑伊文思蓝染色情况：除大脑半球染色外，并波及小脑及蚓部